David Meyer

Procedure minimamente invasive per la riduzione
del grasso in medicina estetica

bup

David Meyer

Procedure minimamente invasive per la riduzione del grasso in medicina estetica

ISBN: 978-3-68904-051-2
Disponibile in brossura e in e-book

Copyright: Bremen University Press
Luogo di pubblicazione: Brema
Edizione 1, nel gennaio 2024
Versione 1.0
Stampato in UE, UK, USA, JP, AUS
bup@bremenuniversitypress.com
www.bremenuniversitypress.com

David Meyer

Procedure minimamente invasive per la riduzione del grasso in medicina estetica

Contenuti

PREFAZIONE	4
INTRODUZIONE	7
DEFINIZIONE DI METODI MINIMAMENTE INVASIVI	7
SVILUPPO STORICO	8
SIGNIFICATO PER LA MEDICINA ESTETICA	11
CAPITOLO 1: BASI DELLA RIDUZIONE DEL GRASSO	14
ANATOMIA E FISIOLOGIA DEL TESSUTO ADIPOSO	14
CAUSE E DISTRIBUZIONE DEL GRASSO CORPOREO	16
DIFFERENZE TRA RIDUZIONE MINIMAMENTE INVASIVA E CHIRURGICA DEL GRASSO	18
PANORAMICA DEI METODI MINIMAMENTE INVASIVI	20
CAPITOLO 2: PREPARAZIONE	23
SCEGLIERE IL PROCESSO GIUSTO	23
COLLOQUIO DI CONSULENZA	25
REQUISITI E CONTROINDICAZIONI MEDICHE	27
DEFINIZIONE DI OBIETTIVI REALISTICI	30
CAPITOLO 3: LIPOLISI INIETTIVA (INIEZIONE DI GRASSO)	32
ABRASIONE PER RIMOZIONE SIRINGHE	32
DIFFERENZIAZIONE DALLA BOTTIGLIA DI LIMONE JAB	33
COME FUNZIONA LA LIPOLISI INIETTIVA	35
PROCEDURA E TECNICHE DI TRATTAMENTO	37

EFFICACIA E STUDI	39
POSSIBILI RISCHI ED EFFETTI COLLATERALI	41

CAPITOLO 4: CRIOLIPOLISI 43

APPLICAZIONE A FREDDO PER LA RIDUZIONE DEL GRASSO	43
PROCEDURA DI TRATTAMENTO CON CRIOLIPOLISI	44
PROTOCOLLI DI TRATTAMENTO	45
TECNOLOGIA DEL DISPOSITIVO	47
EFFETTI A LUNGO TERMINE E STUDI CLINICI	48
SICUREZZA ED EFFETTI COLLATERALI	50

CAPITOLO 5: LIPOLISI LASER 52

NOZIONI DI BASE SULLA TERAPIA LASER PER LA RIDUZIONE DEL GRASSO	52
TECNICHE DI ATTUAZIONE E TRATTAMENTO	54
EFFICACIA E RISULTATI DELLA RICERCA	56
RISCHI E CURE DOPO IL TRATTAMENTO	57

CAPITOLO 6: TERAPIA CON RADIOFREQUENZA 60

TEORIA E PRATICA DELL'ENERGIA A RADIOFREQUENZA	60
PROCEDURA DI TRATTAMENTO	62
IMPOSTAZIONI DEL DISPOSITIVO	63
RISULTATI ED EFFETTI A LUNGO TERMINE	64
ASPETTI DI SICUREZZA ED EFFETTI COLLATERALI	67

CAPITOLO 7: RIDUZIONE DEL GRASSO CON GLI ULTRASUONI 69

GLI ULTRASUONI IN MEDICINA ESTETICA	69
PROCEDURE DI TRATTAMENTO E TIPI DI DISPOSITIVI	71
PROVA DI EFFICACIA ED ESPERIENZA DEL PAZIENTE	73
GESTIONE DEL RISCHIO E CURE SUCCESSIVE	75

CAPITOLO 8: TERAPIE COMBINATE — 78

COMBINAZIONE DI DIVERSE TECNICHE	78
INTEGRAZIONE DI METODI NON INVASIVI	80
IL RUOLO DELL'ALIMENTAZIONE E DEL FITNESS	82

CAPITOLO 9: ETICA, LEGGI E LINEE GUIDA — 84

CONSIDERAZIONI ETICHE IN MEDICINA ESTETICA	84
QUADRO GIURIDICO E NORME	86
LINEE GUIDA PER I PROFESSIONISTI	88
DIRITTI DEL PAZIENTE E INFORMAZIONI	89
COSTI DI TRATTAMENTO	91
AUTOTRATTAMENTO	92

CAPITOLO 10: PROSPETTIVE FUTURE — 94

RICERCA ATTUALE E SVILUPPI FUTURI	94
TECNOLOGIE INNOVATIVE E NUOVI APPROCCI	96

CONCLUSIONE — 99

Prefazione

Il tema della riduzione del grasso è diventato sempre più importante negli ultimi decenni, soprattutto a causa della crescente consapevolezza della salute e del benessere nella società.

Con l'aumento della prevalenza del sovrappeso e dell'obesità osservato sia nei Paesi sviluppati che in quelli in via di sviluppo, cresce la preoccupazione per i rischi per la salute ad essi associati, come le malattie cardiache, il diabete, l'ipertensione e alcuni tipi di cancro. Questo sviluppo ha portato a un aumento della domanda di metodi efficaci per la riduzione del peso e del grasso.

Inoltre, l'ideale estetico di un corpo snello gioca un ruolo importante nei media e nella cultura popolare, il che ha aumentato l'interesse per la riduzione del grasso non solo per motivi di salute ma anche per motivi estetici. I progressi della medicina e della tecnologia hanno anche reso possibili nuovi e più efficaci metodi di riduzione del grasso, sia attraverso procedure chirurgiche che non chirurgiche. Questi sviluppi hanno aumentato l'accessibilità e la scelta delle opzioni di trattamento, rendendo l'argomento ancora più rilevante. A ciò si aggiunge la crescente consapevolezza della salute e la volontà di molte persone di investire nella propria salute e nel proprio aspetto, che accresce ulteriormente l'importanza della riduzione del grasso.

Oltre ai metodi minimamente invasivi, esistono diversi approcci alla riduzione del grasso che si differenziano per intensità, meccanismo d'azione e risorse necessarie.

I metodi tradizionali e di base comprendono le modifiche alla dieta e l'esercizio fisico, che sono considerati i capisaldi di qualsiasi strategia di perdita di peso. Una dieta ipocalorica ed equilibrata, ricca di nutrienti ma povera di calorie in eccesso e di grassi non salutari, svolge un ruolo importante nella riduzione del grasso corporeo. Le diete come la dieta mediterranea, i piani alimentari a basso contenuto di carboidrati o ad alto contenuto proteico sono molto diffuse, ma spesso la chiave sta nell'apportare modifiche a lungo termine alle abitudini alimentari che siano sostenibili e realistiche. Molti falliscono e si rivolgono a un medico.

Un'attività fisica regolare, che comprenda esercizi aerobici come la corsa, il nuoto o il ciclismo e l'allenamento della forza, aiuta a bruciare calorie e a costruire massa muscolare, che a sua volta aumenta il tasso metabolico basale e quindi la capacità dell'organismo di bruciare i grassi in modo più efficiente.

Oltre alla dieta e all'esercizio fisico, i cambiamenti comportamentali sono un aspetto importante della riduzione del grasso. Si tratta di lavorare sulle abitudini che contribuiscono alla gestione del peso, come ad esempio attenersi ai piani dei pasti, evitare di mangiare emotivamente e fissare obiettivi realistici. A volte il supporto di un dietologo, di uno psicologo o di un coach per la perdita di peso è utile per incoraggiare e mantenere questi cambiamenti comportamentali.

Per alcune persone può essere necessario un intervento medico se gli altri metodi non hanno avuto successo o se ci sono problemi di salute. Questo può includere l'uso di farmaci per la perdita di peso su prescrizione che sopprimono l'appetito o riducono l'assorbimento dei grassi nell'intestino. Questi farmaci sono solitamente destinati a persone con un IMC elevato e ulteriori rischi per la salute e devono essere assunti sotto controllo medico.

In alcuni casi, soprattutto nei casi di obesità estrema e di problemi di salute associati, può essere presa in considerazione la chirurgia bariatrica. Queste procedure chirurgiche comprendono il bypass gastrico, la gastrectomia a manica o il bendaggio gastrico. Questi interventi riducono le dimensioni dello stomaco o alterano il tratto digestivo, con conseguente perdita di peso significativa. Tuttavia, richiedono un impegno a lungo termine per modificare lo stile di vita e un regolare controllo medico.

Questo libro si occupa delle procedure minimamente invasive, spesso popolari perché promettono risultati rapidi e sono relativamente facili e prive di rischi da eseguire. Questa guida esamina se questo è vero.

Parigi, 17.12.2023

Gli autori

Introduzione

Definizione di metodi minimamente invasivi

I metodi di riduzione del grasso ad intensità minima si riferiscono a procedure che richiedono un intervento minimo nell'organismo e sono solitamente associate a rischi o effetti collaterali minimi. Questi metodi sono progettati per ridurre i depositi di grasso localizzati senza la necessità di un intervento chirurgico esteso come nel caso della liposuzione tradizionale. Rappresentano un'opzione interessante per chi cerca una soluzione efficace ma meno invasiva per la riduzione del grasso.

I metodi minimamente intensivi si basano sul principio di trattare le cellule adipose in aree specifiche del corpo senza intaccare le strutture circostanti, come la pelle, i muscoli o i tessuti interni. A questo scopo vengono utilizzate diverse tecnologie che agiscono sulle cellule adipose in modi diversi. Alcuni metodi utilizzano il freddo (criolipolisi), altri il calore (terapia laser o a radiofrequenza) o sostanze chimiche (lipolisi iniettiva) per rompere le cellule di grasso. L'obiettivo è quello di influenzare le cellule adipose in modo tale che vengano riconosciute dall'organismo come prodotti di scarto e vengano scomposte ed espulse naturalmente.

Uno dei principali vantaggi di questi metodi è che di solito possono essere eseguiti in regime ambulatoriale e richiedono tempi di recupero minimi o nulli. Spesso i pazienti possono tornare alle loro normali attività subito dopo il trattamento. Questa è una differenza importante rispetto alle procedure chirurgiche invasive, che di solito comportano un periodo di recupero più lungo e un rischio maggiore di complicazioni.

Sebbene i metodi minimamente invasivi siano considerati sicuri ed efficaci in molti casi, i risultati sono di solito più sottili e meno immediatamente visibili rispetto alle procedure più invasive.

Sviluppo storico

Lo sviluppo storico e le tendenze moderne dei metodi di riduzione minima del grasso riflettono il continuo progresso della tecnologia medica e il crescente interesse per i trattamenti estetici.

In origine, i metodi di riduzione del grasso erano altamente invasivi e in gran parte limitati a procedure chirurgiche come la liposuzione, divenuta popolare negli anni Settanta. La liposuzione, spesso indicata come lipoaspirazione, è una procedura chirurgica di medicina estetica che mira a ridurre i depositi di grasso in varie parti del corpo. Il processo prevede l'inserimento di una piccola cannula, collegata a un dispositivo di aspirazione, attraverso piccole incisioni nella pelle per rimuovere il grasso in eccesso dal corpo. Questa tecnica consente di colpire le aree con depositi di grasso ostinati che spesso non rispondono alla dieta o all'esercizio fisico, come l'addome, i fianchi, le cosce o la schiena.

La liposuzione non è intesa come metodo di perdita di peso, ma piuttosto come opzione per il contorno del corpo. È ideale per le persone che sono vicine al loro peso corporeo ideale ma che desiderano modificare alcune aree di grasso in eccesso.

Sebbene sia una procedura relativamente sicura, la liposuzione presenta dei rischi, come qualsiasi altro intervento chirurgico. Questi includono complicazioni come infezioni, emorragie, intorpidimento o contorni non uniformi. La liposuzione è diventata uno degli interventi di chirurgia estetica più popolari e più frequentemente eseguiti in tutto il mondo, in quanto offre risultati efficaci e immediatamente visibili nel modellamento del corpo. Tuttavia, si tratta di una procedura fisica seria, a differenza dei metodi minimamente invasivi.

La liposuzione ha rivoluzionato la medicina estetica grazie alla sua capacità di rimuovere grandi quantità di grasso, ma era associata a rischi quali infezioni, lunghi tempi di recupero e possibili irregolarità della pelle. Nel corso del tempo è cresciuta l'esigenza di alternative più sicure e meno invasive, che comportino tempi di inattività minori e un minor rischio di complicazioni.

Alla fine degli anni '90 e all'inizio degli anni 2000, ciò ha portato allo sviluppo e all'introduzione di tecnologie che hanno consentito la riduzione del grasso senza intervento chirurgico. Queste innovazioni hanno segnato l'inizio dell'era dei metodi di riduzione del grasso minimamente invasivi.

L'attenzione si è sempre più spostata su trattamenti che mirano a specifici depositi di grasso, lasciando inalterati la pelle e i tessuti circostanti. I progressi della tecnologia laser e crio hanno reso possibili procedure come la lipolisi laser e la criolipolisi, che uccidono selettivamente le cellule di grasso attraverso l'applicazione controllata di calore o freddo. Questi metodi offrono una soluzione efficace per ridurre il grasso in aree specifiche e sono diventati rapidamente popolari perché promettono di migliorare l'aspetto senza dover ricorrere alla liposuzione chirurgica.

Negli ultimi anni, i metodi a minima intensità si sono evoluti in modo significativo e ora includono una serie di tecnologie, tra cui trattamenti a radiofrequenza, terapie a ultrasuoni e terapie iniettive che utilizzano composti speciali per sciogliere le cellule di grasso. Queste innovazioni hanno ampliato le opzioni di trattamento e offrono soluzioni personalizzate per diverse aree del corpo e tipi di grasso.

Le ultime tendenze in questo settore si concentrano sulla combinazione di diverse tecnologie per ottenere effetti sinergici e migliorare i risultati. Inoltre, vi è una crescente attenzione per i trattamenti che forniscono un rafforzamento della pelle oltre alla riduzione del grasso, per ottenere un risultato estetico olistico. La ricerca si concentra anche sul miglioramento della sicurezza e dell'efficacia delle procedure, rendendo i risultati dei trattamenti più prevedibili e coerenti.

Oltre a questi progressi tecnologici, è aumentata anche la consapevolezza dell'importanza di uno stile di vita sano a complemento di queste procedure. Questo include una dieta equilibrata e un regolare esercizio fisico per ottimizzare e mantenere i risultati.

In sintesi, i metodi di riduzione minima del grasso si sono evoluti da approcci puramente chirurgici a una varietà di soluzioni tecnologiche e innovative. Queste offrono ai pazienti opzioni sicure, efficaci e personalizzate per il contorno del corpo e riflettono la continua evoluzione della medicina estetica.

Significato per la medicina estetica

L'importanza dei metodi di riduzione del grasso minimamente invasivi per la medicina estetica riflette sia i cambiamenti nel comportamento dei consumatori sia i progressi della tecnologia medica.

Questi metodi hanno ampliato in modo significativo lo spettro dei trattamenti estetici e hanno portato a un cambiamento di paradigma nel modo in cui vengono affrontati il contorno del corpo e la riduzione del grasso.

In passato, le procedure estetiche per la riduzione del grasso erano quasi esclusivamente associate alle procedure chirurgiche invasive sopra descritte, come la liposuzione, che, sebbene efficaci, erano anche associate a notevoli rischi e a tempi di recupero più lunghi. Tuttavia, con l'avvento delle tecniche minimamente invasive, il campo è cambiato in modo significativo. Questi metodi offrono un'alternativa più sicura e meno invasiva per i pazienti che desiderano ridurre il grasso in determinate aree senza doversi sottoporre ad anestesia generale o a un intervento chirurgico esteso. Ciò ha reso la medicina estetica accessibile a un numero maggiore di pazienti.

Un altro aspetto importante è l'individualizzazione del trattamento. I metodi minimamente invasivi consentono di individuare e personalizzare in modo molto specifico le esigenze e i desideri del singolo paziente. I medici possono ora offrire trattamenti su misura per i contorni del corpo e gli obiettivi estetici di ciascun paziente, con conseguente maggiore soddisfazione dei pazienti.

Inoltre, lo sviluppo di questi metodi ha portato la medicina estetica alla ribalta di una società più attenta alla salute e alla forma fisica. Poiché queste tecniche sono meno invasive e in genere richiedono tempi di inattività minimi o nulli, si adattano bene a uno stile di vita moderno che enfatizza il minimo disturbo. Spesso i pazienti possono riprendere le loro attività abituali quasi subito dopo il trattamento, il che aumenta ulteriormente l'attrattiva di queste procedure.

L'inclusione di metodi di riduzione del grasso minimamente invasivi ha inoltre ampliato la gamma di opzioni di trattamento estetico. Non si tratta più solo di rimuovere il grasso indesiderato, ma anche di perfezionare e migliorare i contorni del corpo. La possibilità di ottenere cambiamenti sottili ma significativi ha portato a una nuova concezione dell'estetica corporea che si concentra sull'ottimizzazione e sul miglioramento piuttosto che su cambiamenti radicali.

Anche la medicina estetica si è evoluta verso un approccio più olistico grazie alle tecniche minimamente invasive. Questi metodi sono spesso considerati come parte di un piano più ampio di rimodellamento del corpo che può includere anche la dieta, l'esercizio fisico e talvolta il supporto psicologico. Questo approccio integrativo riflette una comprensione più profonda del fatto che la vera estetica non si ottiene solo attraverso l'intervento medico, ma attraverso un'interazione di benessere fisico, mentale ed emotivo.

Infine, la popolarità dei metodi di riduzione del grasso minimamente invasivi ha stimolato la ricerca e lo sviluppo della medicina estetica. La costante ricerca di opzioni di trattamento più efficaci, più sicure e più confortevoli spinge all'innovazione, portando a un costante miglioramento delle tecnologie e delle tecniche. Questo, a sua volta, contribuisce a innalzare continuamente gli standard della medicina estetica e a mantenere il campo aperto a futuri progressi.

Capitolo 1: Basi della riduzione del grasso

Anatomia e fisiologia del tessuto adiposo

Il tessuto adiposo, noto anche come adipe, svolge un ruolo importante nell'anatomia e nella fisiologia umana. Non è solo un deposito di energia, ma agisce come un importante organo endocrino (= che rilascia ormoni) che influenza numerose funzioni corporee.

Anatomicamente, il tessuto adiposo è distribuito in tutto il corpo. Esistono due tipi principali di tessuto adiposo: il tessuto adiposo bianco (WAT) e il tessuto adiposo bruno (BAT). Il grasso bianco è il più abbondante nel corpo umano ed è principalmente responsabile dell'immagazzinamento di energia. Immagazzina le calorie in eccesso in grandi gocce di grasso che vengono conservate nelle cellule. Queste cellule di grasso, o adipociti, possono aumentare di dimensioni quando si aumenta di peso e diminuire di dimensioni quando si perde peso. Il grasso bianco serve anche come isolante e imbottitura per organi e tessuti e contribuisce alla regolazione ormonale.

Il grasso bruno, invece, si trova soprattutto nei bambini e svolge un ruolo fondamentale nella produzione di calore. Contiene numerose goccioline di grasso più piccole e un elevato numero di mitocondri, che gli conferiscono il caratteristico colore marrone. Questi mitocondri consentono la conversione del grasso in calore, un processo noto come termogenesi. Il grasso bruno è meno comune negli adulti, ma recenti ricerche suggeriscono che possa svolgere un ruolo nella regolazione del peso corporeo.

A livello fisiologico, il tessuto adiposo è responsabile della produzione di vari ormoni e citochine che influenzano diverse funzioni corporee. Uno di questi ormoni è la leptina, che svolge un ruolo fondamentale nella regolazione della fame e dei livelli di energia. La leptina viene secreta dalle cellule adipose e segnala al cervello che è stata immagazzinata energia a sufficienza, riducendo così la sensazione di fame.

Il tessuto adiposo è anche coinvolto nella produzione di adiponectina, un ormone che influenza la sensibilità all'insulina e il metabolismo dei grassi. Bassi livelli di adiponectina sono associati all'insulino-resistenza e al diabete di tipo 2. Inoltre, il tessuto adiposo produce anche mediatori infiammatori che possono avere un ruolo nella produzione di grassi. Inoltre, il tessuto adiposo produce anche mediatori infiammatori che possono avere un ruolo nell'infiammazione cronica e nell'obesità.

È interessante notare che il tessuto adiposo influenza anche il metabolismo di altre sostanze nell'organismo, come gli steroidi, ed è coinvolto nella conversione degli ormoni steroidei.

La distribuzione del tessuto adiposo nel corpo varia tra i due sessi, il che può spiegare in parte i diversi modelli di problemi di salute negli uomini e nelle donne. Nelle donne, il tessuto adiposo tende a concentrarsi maggiormente intorno ai fianchi, alle cosce e al torace, mentre negli uomini tende ad accumularsi nella zona addominale.

Cause e distribuzione del grasso corporeo

Le cause e la distribuzione del grasso corporeo nell'organismo umano dipendono da vari fattori. Questi vanno dagli aspetti genetici e dalle influenze ormonali ai fattori legati allo stile di vita, come la dieta e l'esercizio fisico.

La genetica svolge un ruolo importante nel determinare dove e come il corpo immagazzina il grasso. Alcune persone sono geneticamente predisposte ad accumulare il grasso in determinate aree del corpo, come l'addome, i fianchi o le cosce. Questa predisposizione genetica influenza anche la facilità o la difficoltà di perdere o aumentare peso. Gli studi hanno dimostrato che la distribuzione del grasso corporeo e la tendenza al sovrappeso o all'obesità possono essere ereditate nelle famiglie.

Anche gli ormoni hanno un'influenza importante sulla distribuzione del grasso. Ormoni come l'insulina, il cortisolo, gli estrogeni e gli androgeni influenzano il modo in cui il corpo immagazzina e rilascia il grasso. Ad esempio, l'insulina favorisce l'accumulo di grasso, soprattutto nella zona addominale. Il cortisolo, spesso noto come "ormone dello stress", può portare all'accumulo di grasso nella zona addominale se i livelli sono elevati a lungo termine. Anche gli ormoni specifici del genere, come gli estrogeni e il testosterone, influenzano la distribuzione del grasso: le donne tendono ad accumulare più grasso intorno ai fianchi, alle cosce e ai glutei, come mostrato, mentre gli uomini tendono ad avere più grasso addominale.

La dieta e lo stile di vita sono altri fattori. Una dieta ipercalorica e povera di nutrienti, associata a uno stile di vita sedentario, porta spesso a un aumento del grasso corporeo. Le calorie in eccesso, soprattutto quelle provenienti da zuccheri e grassi saturi, vengono immagazzinate sotto forma di grasso. Anche la quantità e il tipo di cibo consumato e la frequenza dei pasti possono influenzare il modo in cui l'organismo immagazzina e metabolizza i grassi.

La mancanza di esercizio fisico è un altro fattore chiave. Un'attività fisica regolare non solo aiuta a bruciare calorie, ma influenza anche i livelli ormonali e migliora la sensibilità all'insulina, che a sua volta può influenzare la distribuzione del grasso.

Anche l'età e il sesso sono fattori importanti per la distribuzione del grasso. Con l'avanzare dell'età, la composizione corporea cambia: la percentuale di muscoli diminuisce e quella di grasso può aumentare. Nelle donne, la distribuzione del grasso cambia dopo la menopausa, con una tendenza all'aumento del grasso addominale, in parte dovuto ai cambiamenti ormonali.

Anche i fattori psicologici, come lo stress e la mancanza di sonno, possono influire. Lo stress cronico e la mancanza di sonno possono portare a squilibri ormonali che influenzano l'accumulo di grasso e l'appetito.

In sintesi, la distribuzione e l'accumulo di grasso corporeo sono il risultato di una complessa interazione di fattori genetici, ormonali, di stile di vita e ambientali. La comprensione di questi meccanismi è fondamentale per sviluppare strategie efficaci per la gestione del peso e il modellamento del corpo.

Differenze tra riduzione minimamente invasiva e chirurgica del grasso

Le differenze tra la riduzione minimamente invasiva e quella chirurgica del grasso sono significative sia in termini di tecniche procedurali che di aspetti clinici e correlati al paziente. Queste differenze si manifestano in vari ambiti, dall'invasività delle procedure e dei tempi di recupero ai risultati e ai rischi attesi.

La riduzione chirurgica del grasso, in particolare la liposuzione, è un metodo chirurgico che rimuove fisicamente le cellule di grasso dal corpo. Questi interventi sono in genere più aggressivi e invasivi, in quanto richiedono una procedura chirurgica che di solito viene eseguita in anestesia generale. La liposuzione, ad esempio, prevede l'inserimento di cannule sotto la pelle per aspirare le cellule di grasso. Queste procedure possono rimuovere una quantità considerevole di grasso e quindi ottenere cambiamenti significativi nel profilo del corpo. Tuttavia, il periodo di recupero dopo la riduzione chirurgica del grasso è solitamente più lungo e può essere associato a dolore, gonfiore e lividi. Esiste inoltre un rischio maggiore di complicazioni come infezioni, emorragie o contorni irregolari.

I metodi minimamente invasivi di riduzione del grasso, invece, utilizzano diverse tecnologie per distruggere le cellule di grasso o ridurne le dimensioni senza la necessità di incisioni importanti o di un'anestesia generale. Esempi di queste tecniche sono la criolipolisi, la lipolisi laser, la terapia a radiofrequenza e la lipolisi per iniezione. Queste procedure sono generalmente meno dolorose e comportano meno rischi ed effetti collaterali. I tempi di recupero sono generalmente più brevi e i pazienti possono spesso riprendere le loro normali attività subito dopo il trattamento. Tuttavia, i risultati tendono a essere più sottili e meno immediatamente visibili rispetto ai metodi chirurgici. Spesso sono necessarie diverse sedute di trattamento per ottenere gli effetti desiderati.

Un'altra differenza fondamentale sta nel modo in cui si ottengono i risultati. Mentre i metodi chirurgici offrono risultati immediati rimuovendo le cellule di grasso, le tecniche minimamente invasive lavorano gradualmente incoraggiando la naturale disgregazione delle cellule di grasso da parte dell'organismo. Questo porta a una riduzione graduale e più naturale del tessuto adiposo nell'arco di settimane o mesi.

Un aspetto importante nella scelta tra metodi mininvasivi e chirurgici è rappresentato dagli obiettivi del paziente. Le procedure chirurgiche sono più adatte per cambiamenti estesi, mentre i metodi minimamente invasivi sono ideali per la messa a punto e il modellamento moderato del corpo. Inoltre, le tecniche mininvasive sono spesso la scelta preferita da chi cerca una riduzione del grasso senza i tempi morti e i rischi della chirurgia.

Nel complesso, entrambi gli approcci sono strumenti preziosi per la medicina estetica, ma differiscono notevolmente in termini di invasività, tempi di recupero, rischi, risultati del trattamento e metodo di applicazione. La decisione a favore dell'una o dell'altra procedura dipende dagli obiettivi individuali del paziente, dal suo stato di salute e dalle sue preferenze personali.

Panoramica dei metodi minimamente invasivi

I metodi non invasivi di riduzione del grasso hanno fatto notevoli progressi negli ultimi anni e oggi offrono un'ampia gamma di opzioni per il rimodellamento del corpo senza la necessità di un intervento chirurgico. Queste tecniche si basano su diversi principi fisici per ridurre o distruggere le cellule di grasso. Sono particolarmente interessanti perché in genere comportano tempi di inattività minimi o nulli e offrono un basso rischio di effetti collaterali.

Una delle tecniche non invasive più conosciute è la criolipolisi, nota anche con il nome di CoolSculpting. Questa procedura utilizza un raffreddamento controllato per raffreddare in modo specifico le cellule di grasso e provocarne la morte. Le cellule di grasso trattate vengono scomposte ed espulse attraverso i naturali processi metabolici dell'organismo. La criolipolisi è particolarmente efficace per i depositi di grasso localizzati e viene spesso utilizzata per aree come l'addome, le cosce e i fianchi.

Un altro metodo popolare è la lipolisi laser, che utilizza l'energia laser per riscaldare e distruggere le cellule di grasso. A differenza della criolipolisi, che utilizza il freddo, la lipolisi laser utilizza il calore. Questo metodo può anche contribuire a rassodare la pelle stimolando la produzione di collagene ed elastina.

Le terapie a radiofrequenza utilizzano energia ad alta frequenza per generare calore negli strati più profondi della pelle. Questo calore può danneggiare le cellule adipose e favorire il rassodamento della pelle. La radiofrequenza viene spesso utilizzata in combinazione con altre tecniche, come il massaggio o la luce infrarossa, per aumentarne l'efficacia.

La terapia a ultrasuoni è un'altra opzione non invasiva. Questo metodo utilizza onde sonore ad alta intensità per distruggere le cellule di grasso. La terapia a ultrasuoni è particolarmente nota per la sua precisione e consente di trattare in modo mirato aree specifiche del corpo.

Oltre a queste procedure basate sull'energia, esistono anche metodi meccanici come la terapia del massaggio, spesso utilizzata in combinazione con altre tecnologie per promuovere il drenaggio linfatico e favorire la disgregazione delle cellule adipose.

Oltre a queste tecniche, esistono anche una serie di creme e lozioni topiche che sostengono di favorire la riduzione del grasso. Questi prodotti contengono spesso ingredienti che mirano ad aumentare la circolazione nelle aree trattate o a promuovere la combustione dei grassi. Sebbene alcuni utenti riportino risultati positivi, il supporto scientifico dell'efficacia di questi trattamenti topici è spesso limitato.

Capitolo 2: Preparazione

Scegliere il processo giusto

La scelta della procedura giusta per i metodi non invasivi di riduzione del grasso è un processo a monte che deve prendere in considerazione diversi fattori importanti. Questa decisione è fortemente influenzata dagli obiettivi individuali, dalle caratteristiche fisiche, dall'anamnesi e dalle preferenze personali. Una comprensione completa delle varie opzioni disponibili e delle loro specifiche modalità d'azione è essenziale per prendere una decisione informata.

In primo luogo, è importante definire chiaramente i **propri obiettivi e le proprie aspettative.** I metodi non invasivi sono generalmente più adatti a persone che cercano una riduzione moderata del grasso in aree specifiche piuttosto che una perdita di peso totale. Questi metodi sono ideali per colpire i depositi di grasso ostinati che non rispondono alla dieta e all'esercizio fisico. I pazienti devono avere aspettative realistiche riguardo ai risultati, poiché i metodi non invasivi di solito producono cambiamenti più sottili rispetto alle procedure chirurgiche.

<u>**L'analisi delle aree specifiche del corpo**</u> da trattare è un'altra fase importante. Le diverse tecnologie possono essere efficaci in modo diverso a seconda della zona del corpo. Per esempio, la criolipolisi può essere adatta per

il grasso addominale, mentre la terapia a ultrasuoni può ottenere risultati migliori sulle cosce.

Anche l'**anamnesi** e le condizioni di salute devono essere prese in considerazione. Alcune condizioni preesistenti o di salute possono influenzare l'idoneità a determinate procedure di riduzione del grasso. Ad esempio, i soggetti con determinate condizioni o sensibilità cutanee possono essere meno adatti a procedure che utilizzano il calore o il freddo. Maggiori informazioni in seguito.

È inoltre importante comprendere le diverse tecnologie disponibili e i rispettivi **vantaggi e svantaggi**. **Ad esempio, la** criolipolisi agisce congelando le cellule di grasso, con una riduzione graduale del tessuto adiposo nell'arco di settimane o mesi. La lipolisi laser, invece, utilizza l'energia termica per rompere le cellule di grasso, il che può anche comportare un certo restringimento della pelle. Ogni metodo ha le sue caratteristiche specifiche e la scelta deve essere fatta in base a ciò che meglio si adatta alle esigenze e alle aspettative individuali.

Anche la **disponibilità** e l'accesso alle tecnologie sono considerazioni importanti. Alcune procedure potrebbero non essere disponibili in tutte le cliniche o regioni geografiche. Inoltre, il **costo** dei diversi metodi varia considerevolmente, e anche questo aspetto deve essere preso in considerazione nel processo decisionale.

In definitiva, è essenziale un consulto professionale con uno specialista qualificato. Un medico esperto può fornire una valutazione approfondita, formulare raccomandazioni specifiche e contribuire a fornire un quadro chiaro dei risultati attesi e del percorso di cura complessivo. Questa competenza è essenziale per prendere una decisione informata e sicura.

Colloquio di consulenza

Il consulto è la base per il successo del trattamento, in quanto assicura che le aspettative del paziente e le opzioni terapeutiche siano allineate. Il consulto offre l'opportunità di una valutazione completa e consente al medico o al terapeuta di sviluppare un piano di trattamento personalizzato in base alle esigenze e agli obiettivi specifici del paziente.

Durante il consulto, il medico si informerà accuratamente sulla storia medica del paziente, comprese le malattie precedenti, le condizioni di salute attuali e gli eventuali farmaci. Queste informazioni sono fondamentali per identificare potenziali rischi o controindicazioni per alcune procedure di riduzione del grasso. Ad esempio, alcune condizioni di salute come malattie della pelle o disturbi emorragici possono precludere alcune opzioni di trattamento.

Inoltre, la consultazione consente di discutere apertamente gli obiettivi estetici del paziente. Il medico può porre domande per capire esattamente quali aree del corpo il paziente desidera modificare e che tipo di risultati si aspetta. Questa discussione aiuta a definire aspettative realistiche. I metodi non invasivi spesso offrono risultati più delicati rispetto alle procedure chirurgiche, ed è importante che i pazienti lo capiscano e adattino le loro aspettative di conseguenza.

Un altro aspetto importante della consultazione è la spiegazione delle diverse opzioni di trattamento disponibili. Il medico spiegherà in dettaglio il funzionamento delle diverse tecnologie, compresi i vantaggi e gli svantaggi, il corso previsto del trattamento, il numero di sedute necessarie e i possibili effetti collaterali. Queste informazioni aiuteranno il paziente a prendere una decisione consapevole sul trattamento.

La consultazione offre anche l'opportunità di chiarire le domande e discutere i dubbi. I pazienti possono porre domande su costi, durata, tempi di recupero, cure posttrattamento e risultati a lungo termine. Un paziente ben informato ha maggiori probabilità di partecipare attivamente al processo decisionale e terapeutico.

Infine, durante il consulto il medico può anche sottolineare l'importanza di uno stile di vita sano. Anche se i metodi non invasivi di riduzione del grasso possono essere efficaci, lo sono maggiormente se associati a una dieta equilibrata e a un regolare esercizio fisico. Questo approccio olistico aiuta a massimizzare e mantenere i risultati del trattamento a lungo termine.

In generale, la consultazione è una parte essenziale del processo di riduzione del grasso non invasivo. Pone le basi per un trattamento di successo, assicurando che sia il paziente che l'operatore siano sulla stessa pagina in termini di obiettivi, aspettative e piano di trattamento.

Requisiti e controindicazioni mediche

Anche i requisiti medici e le controindicazioni sono aspetti fondamentali per valutare l'idoneità alle procedure di riduzione del grasso non invasive. La considerazione di questi fattori è importante per garantire la sicurezza e l'efficacia del trattamento.

Quando si utilizzano metodi non invasivi per la riduzione del grasso, è importante verificare se i pazienti soddisfano determinati **requisiti medici per** ottenere risultati ottimali e ridurre al minimo il rischio di complicazioni.

Un buono stato di salute generale è fondamentale. I pazienti devono essere idealmente privi di condizioni mediche gravi, poiché tali condizioni potrebbero aumentare il rischio di complicazioni durante o dopo il trattamento.

È inoltre importante che i pazienti abbiano aspettative realistiche nei confronti del trattamento. I metodi di riduzione del grasso non invasivi sono progettati principalmente per ridurre i depositi di grasso moderati in aree specifiche e non devono essere considerati un sostituto di programmi completi di perdita di peso. Questi trattamenti sono più efficaci quando il paziente ha un peso corporeo relativamente stabile. Fluttuazioni di peso significative possono compromettere l'efficacia a lungo termine del trattamento e devono quindi essere evitate. Anche le condizioni della pelle svolgono un ruolo importante. Una pelle sana, senza infezioni attive, ferite o gravi malattie della pelle nell'area bersaglio del trattamento è essenziale per ridurre al minimo i rischi e favorire la guarigione. Anche una sufficiente elasticità della pelle è utile per evitare cedimenti cutanei indesiderati dopo la riduzione del grasso. Ciò contribuisce a migliorare i risultati estetici e a mantenere la pelle soda e liscia.

Quando si pianificano trattamenti non invasivi di riduzione del grasso, è anche essenziale considerare le **potenziali controindicazioni per** garantire la sicurezza del paziente e ridurre al minimo il rischio di complicazioni.

I pazienti con **gravi malattie croniche**, come malattie cardiovascolari, epatiche o renali, devono essere trattati con cautela, poiché queste condizioni possono aumentare il rischio di complicazioni. Anche i disturbi della coagulazione del sangue, come l'emofilia o l'uso di anticoagulanti, aumentano il rischio di emorragie, che devono essere prese in considerazione quando si pianificano le procedure.

Le donne in gravidanza e in allattamento dovrebbero evitare le procedure non invasive di riduzione del grasso, poiché gli effetti sul nascituro o sul bambino allattato non sono chiari. Anche condizioni cutanee attive come eczema, psoriasi o infezioni nell'area di trattamento possono costituire una controindicazione, in quanto tali condizioni potrebbero essere aggravate dalla procedura.

I pazienti **con dispositivi medici impiantati**, come pacemaker o defibrillatori, dovrebbero evitare alcune procedure, soprattutto quelle che utilizzano energia elettrica o magnetica. La situazione è analoga a quella degli impianti metallici nell'area di trattamento, che possono essere problematici in procedure come la terapia a radiofrequenza.

Anche i **disturbi endocrini, come una tiroide iperattiva o sottoattiva**, possono influire sui risultati e devono essere stabilizzati prima del trattamento. I pazienti che hanno subito interventi chirurgici recenti, soprattutto nell'area del trattamento previsto, potrebbero dover attendere la completa guarigione prima di prendere in considerazione la riduzione non invasiva del grasso.

È necessario prestare attenzione in caso di **cancro attivo** o di precedenti di cancro nell'area di trattamento, e tali pazienti sono spesso esclusi dal trattamento. Occorre inoltre tenere conto di allergie o intolleranze alle sostanze utilizzate in alcuni trattamenti, come la lipolisi iniettiva. Inoltre, alcune malattie autoimmuni possono aumentare il rischio di effetti collaterali.

Un esame medico approfondito e l'anamnesi sono quindi essenziali per garantire che il paziente sia idoneo al trattamento. È importante che i pazienti rivelino tutte le informazioni mediche pertinenti per consentire una decisione informata sull'idoneità al trattamento. Questa valutazione completa aiuta a minimizzare i rischi e a massimizzare la sicurezza e l'efficacia del trattamento.

Obiettivo realistico

La gestione delle aspettative e la definizione di obiettivi realistici sono elementi fondamentali nella pianificazione e nell'attuazione delle procedure di riduzione del grasso non invasive. Svolgono un ruolo cruciale nella soddisfazione del paziente e nel successo del trattamento. Stabilire correttamente le aspettative e comunicare chiaramente ciò che si può realisticamente ottenere evita delusioni e malintesi.

In primo luogo, è importante che i pazienti comprendano che i metodi di riduzione del grasso non invasivi sono intesi per un modesto e mirato modellamento del corpo e non come mezzo per la perdita di peso o come sostituto di uno stile di vita sano. Queste procedure sono più adatte per affrontare i depositi di grasso ostinati che non rispondono alla dieta e all'esercizio fisico, non per una perdita di peso totale.

I pazienti devono inoltre essere informati che i risultati non sono immediatamente visibili. A differenza delle procedure chirurgiche, in cui il grasso viene fisicamente rimosso, i metodi non invasivi richiedono tempo per produrre cambiamenti visibili. Il corpo ha bisogno di tempo per scomporre ed eliminare naturalmente le cellule di grasso trattate. A seconda del metodo e del metabolismo individuale del paziente, possono essere necessarie settimane o addirittura mesi.

Un'altra componente importante della gestione delle aspettative è la consapevolezza che possono essere necessarie più sedute di trattamento per ottenere i risultati desiderati. Mentre alcuni pazienti possono ottenere risultati soddisfacenti dopo una sola seduta, altri possono richiedere ulteriori sedute per ottenere i miglioramenti desiderati.

Inoltre, è fondamentale che i pazienti siano informati che i risultati della riduzione del grasso spesso non sono permanenti se non sono supportati da uno stile di vita sano. Una dieta equilibrata e un regolare esercizio fisico sono essenziali per mantenere i risultati del trattamento e prevenire il riaccumulo di grasso.

I pazienti devono anche essere informati sui possibili effetti collaterali e sui rischi dei vari metodi di trattamento. Sebbene le procedure non invasive siano generalmente considerate sicure e comportino meno rischi rispetto a quelle chirurgiche, possono comunque comportare effetti collaterali come arrossamento, gonfiore, lividi o disagio nell'area di trattamento.

Capitolo 3: Lipolisi iniettiva (iniezione di grasso)

La lipolisi iniettiva, nota anche come iniezione fat-away, è un metodo minimamente invasivo riconosciuto per ridurre i depositi di grasso localizzati. Il meccanismo d'azione e le sostanze utilizzate in questa procedura si basano sulla distruzione mirata delle cellule adipose mediante sostanze chimiche.

Abrasione per la rimozione delle siringhe

Non vanno confusi con questo i farmaci comunemente noti come iniezioni dimagranti, come Ozempic (principio attivo semaglutide), Wegovy, Saxenda, Contrave e altri. Questi non fanno parte delle misure minimamente invasive per la riduzione del grasso in medicina estetica.

Ozempic è un farmaco che è stato originariamente sviluppato per il trattamento del diabete di tipo 2. Appartiene alla classe degli agonisti del recettore GLP-1 e agisce aumentando la secrezione di insulina e abbassando i livelli di glucagone, con conseguente miglioramento del controllo della glicemia.

Più recentemente, Ozempic è stato discusso anche nel contesto della perdita di peso in generale, in quanto può ridurre la sensazione di fame e quindi portare a una riduzione dell'apporto calorico. Tuttavia, è importante sottolineare che Ozempic è principalmente un farmaco per il trattamento del diabete e qualsiasi uso per il controllo del peso deve essere rigorosamente sotto controllo medico. La somministrazione di questo farmaco rappresenta una significativa interferenza con la salute.

La riduzione minimamente invasiva del grasso in medicina estetica, invece, si riferisce solitamente a procedure fisiche come la lipolisi iniettiva, i trattamenti laser o la criolipolisi, che mirano a ridurre o rimuovere direttamente le cellule di grasso. Ozempic ecc. non rientra in questa categoria e non deve quindi essere considerato un sostituto delle procedure di riduzione del grasso minimamente invasive.

Differenziazione dalla bottiglia di limone Jab

Negli ultimi sei mesi la "Lemon Bottle" è diventata un argomento molto discusso nell'ambito della medicina estetica nel mondo anglosassone, in particolare su piattaforme online come TikTok, dove ha accumulato milioni di visualizzazioni. Commercializzata come un'innovativa iniezione per sciogliere il grasso e pubblicizzata come più efficace e sicura di altri prodotti, Lemon Bottle ha guadagnato un grande seguito e viene promossa sui social media, su Facebook Marketplace, Instagram ecc. Lemon Bottle è commercializzato come prodotto cosmetico ed è liberamente disponibile online nel Regno Unito, ad esempio.

Prodotto da Sid Medicos a Seul, in Corea del Sud, Lemon Bottle sostiene di essere più forte di altre iniezioni sciogli-grasso. Mentre i prodotti concorrenti si basano su sostanze comprovate come l'acido desossicolico, Lemon Bottle è composto da ingredienti come la bromelina, la riboflavina e la lecitina. Questi, iniettati nelle aree di grasso ostinato, si dice che convertano le cellule di grasso in acidi grassi, che vengono poi espulsi naturalmente. L'efficacia della bromelina, uno degli ingredienti, si basa su studi condotti su modelli cellulari di topo e non è chiaro se questi risultati possano essere trasferiti all'uomo.

Lo status legale di Lemon Bottle come prodotto cosmetico nel Regno Unito, piuttosto che come dispositivo medico, significa che non è soggetto agli stessi rigorosi test di sicurezza richiesti per i dispositivi medici. Questo status consente inoltre al prodotto di essere somministrato da personale non sanitario non soggetto a supervisione professionale, o di essere autosomministrato.

Data l'incertezza sui benefici e sui rischi a lungo termine di Lemon Bottle, un prodotto nuovo che non è stato scientificamente provato o testato in modo indipendente, ne sconsigliamo l'uso in questo momento.

Nell'Unione Europea, i prodotti utilizzati per ridurre il grasso e somministrati per iniezione sono comunque soggetti a rigidi requisiti normativi. Secondo la legislazione dell'UE, tali prodotti non sono generalmente ammessi alla vendita da banco, soprattutto se sono classificati come medicinali o dispositivi medici.

I prodotti che vengono iniettati e che hanno un effetto farmacologico, immunologico o metabolico sull'organismo sono classificati come medicinali nell'UE. Devono essere autorizzati dalle autorità competenti, come l'Agenzia Europea dei Medicinali (EMA). L'autorizzazione richiede la prova della sicurezza, dell'efficacia e della qualità attraverso studi e test clinici. Al momento non è disponibile nulla di tutto ciò per Lemon Bottle Jab.

Inoltre, tali prodotti devono essere somministrati da professionisti medici qualificati. La vendita e la somministrazione di prodotti iniettabili per la riduzione del grasso da parte di personale non qualificato o senza supervisione medica costituirebbe una violazione delle normative UE. Inoltre, anche la pubblicità e il marketing di tali prodotti sono soggetti a regole severe per evitare indicazioni sulla salute fuorvianti o imprecise.

In generale, le leggi dell'UE prevedono che i prodotti che possono avere effetti significativi sulla salute siano sottoposti a un attento esame e controllo per garantire la salute e la sicurezza pubblica. Qualsiasi prodotto utilizzato e iniettato per la riduzione del grasso deve soddisfare questi rigorosi requisiti per poter essere commercializzato e utilizzato legalmente nell'UE.

Come funziona la lipolisi iniettiva

Il principale principio attivo utilizzato nella lipolisi iniettiva qui discussa è l'acido desossicolico, un acido biliare presente in natura. In medicina, l'acido desossicolico viene prodotto sinteticamente e utilizzato per il trattamento. Questa sostanza ha la capacità di sciogliere le membrane delle cellule adipose. Quando l'acido desossicolico viene iniettato nel tessuto adiposo, provoca la lisi, cioè la rottura delle cellule di grasso. Il contenuto di grasso rilasciato - i trigliceridi - viene quindi scomposto ed espulso attraverso le vie metaboliche naturali dell'organismo.

Il processo di lipolisi iniettiva inizia con un'accurata marcatura delle aree da trattare. Viene quindi applicato o iniettato un anestetico locale nell'area di trattamento per ridurre al minimo il dolore durante la procedura. L'acido desossicolico viene quindi iniettato direttamente nel tessuto adiposo con aghi sottili. Il numero di iniezioni e la quantità di principio attivo utilizzato variano a seconda delle dimensioni e della natura dell'area da trattare.

Dopo l'iniezione, l'acido desossicolico inizia ad agire sulle cellule adipose, provocando la distruzione delle membrane delle cellule grasse. I resti delle cellule e il grasso rilasciato vengono quindi assorbiti dal sistema immunitario dell'organismo ed espulsi attraverso il fegato e i reni. Questo processo può durare diverse settimane e, di solito, per ottenere risultati ottimali, si effettuano diverse sedute di trattamento a distanza di qualche settimana l'una dall'altra.

Il trattamento con la lipolisi per iniezione è particolarmente efficace per i depositi di grasso più piccoli, come il doppio mento, le maniglie dell'amore o i depositi di grasso su braccia e gambe. È importante notare che la lipolisi per iniezione non è un metodo per la riduzione generale del peso, ma piuttosto per il modellamento mirato del corpo.

La lipolisi iniettiva è generalmente ben tollerata, ma, come per tutte le procedure mediche, sono possibili effetti collaterali e rischi. Questi includono dolore, gonfiore, lividi, arrossamento e, in rari casi, infezioni o reazioni allergiche. Un'informazione accurata e un'attenta selezione dei pazienti sono quindi essenziali per ridurre al minimo il rischio di effetti collaterali e garantire la sicurezza e l'efficacia del trattamento.

Procedura e tecniche di trattamento

La lipolisi iniettiva inizia con una preparazione e una consulenza approfondite. In un colloquio dettagliato tra lo specialista qualificato e il paziente, vengono discussi l'anamnesi, gli obiettivi estetici e le possibili controindicazioni. Durante questa consultazione, il medico illustra il metodo, spiega i risultati attesi e i potenziali rischi e discute il numero di sedute probabilmente necessarie.

In base agli obiettivi individuali del paziente e alle caratteristiche dell'area da trattare, il medico sviluppa un piano di trattamento personalizzato. Questo piano comprende la determinazione dei siti esatti di iniezione e della quantità di principio attivo da utilizzare. La preparazione alla procedura comprende un'accurata pulizia e disinfezione dell'area di trattamento per ridurre al minimo il rischio di infezione. Il medico utilizza un pennarello speciale per marcare con precisione le aree della pelle in cui effettuare le iniezioni, in modo da garantire un posizionamento preciso delle iniezioni.

Sebbene la lipolisi iniettiva venga spesso eseguita senza anestesia, è possibile utilizzare un anestetico topico o un leggero anestetico locale per aumentare il comfort del paziente durante la procedura. Il principio attivo, di solito una soluzione contenente acido desossicolico, viene iniettato direttamente nel tessuto adiposo con un ago sottile. La tecnica e la profondità dell'iniezione sono fondamentali per l'efficacia e la sicurezza della procedura.

La durata di una tipica seduta di trattamento varia a seconda delle dimensioni dell'area da trattare e del numero di iniezioni, e può variare da 30 a 60 minuti. Dopo il trattamento è comune riscontrare un certo gonfiore, arrossamento o livido, ma di solito si tratta di un fenomeno temporaneo che scompare nel giro di pochi giorni. La maggior parte dei pazienti può riprendere immediatamente le proprie attività, ma deve astenersi dall'attività fisica intensa per i primi giorni dopo il trattamento.

Per ottenere risultati ottimali, sono spesso necessarie diverse sedute di trattamento, che di solito vengono effettuate a intervalli di qualche settimana. In questo modo l'organismo ha il tempo sufficiente per scomporre ed eliminare le cellule di grasso distrutte. Il ciclo di trattamento varia a seconda della risposta individuale del paziente e dei suoi obiettivi estetici.

I risultati finali della lipolisi iniettiva sono solitamente visibili solo alcune settimane dopo l'ultima sessione di trattamento, poiché il corpo ha bisogno di tempo per elaborare le cellule di grasso distrutte. È importante sottoporsi a regolari visite di controllo da parte del medico per monitorare i progressi e apportare eventuali modifiche.

Nel complesso, la lipolisi iniettiva offre un'alternativa meno invasiva alla rimozione chirurgica del grasso. Il successo del trattamento dipende in larga misura dalla scelta di uno specialista esperto che pianifichi e realizzi con cura l'intero processo. Un consulto approfondito e aspettative realistiche, insieme al rispetto delle raccomandazioni per la cura successiva, sono fondamentali per ottenere i migliori risultati e garantire il benessere del paziente.

Efficacia e studi

La lipolisi iniettiva si è dimostrata un metodo efficace in medicina estetica per ridurre i depositi di grasso localizzati.

Diversi studi e ricerche cliniche hanno valutato l'efficacia di questa metodica, dimostrando che è particolarmente efficace in aree come il basso addome, i fianchi, le cosce e la zona submentale. I pazienti riferiscono spesso un miglioramento visibile dei contorni del corpo nelle aree trattate, che si concretizza in una riduzione misurabile delle circonferenze.

La soddisfazione dei pazienti per i risultati della lipolisi iniettiva dipende in larga misura dal fatto che le aspettative del trattamento siano state stabilite in anticipo in modo realistico. Gli studi dimostrano che molti pazienti sono soddisfatti dei risultati, soprattutto se sono stati adeguatamente informati sul processo di trattamento e sui risultati attesi.

Si sottolinea anche la natura a lungo termine dei risultati, anche se si sottolinea che il mantenimento dei risultati richiede uno stile di vita sano. Una volta distrutte, le cellule adipose non si riformano, ma un aumento massiccio di peso può portare a una ricrescita generale dei depositi di grasso. La variabilità dei risultati dipende da fattori individuali come lo spessore del tessuto adiposo e il numero totale di sedute di trattamento.

Anche il profilo di sicurezza della lipolisi iniettiva è un'importante area di ricerca. La maggior parte degli studi riporta un buon profilo di sicurezza con effetti collaterali per lo più lievi e transitori. Le complicazioni gravi sono rare, ma come per tutte le procedure mediche, esiste un certo rischio.

La ricerca su questa variante terapeutica è in corso in tutto il mondo dal 2004, con grandi progressi in termini di conoscenza dell'efficacia e del meccanismo d'azione, in particolare in Germania, dove si trova la maggior parte degli utilizzatori. L'efficacia terapeutica del fosfolipide essenziale fosfatidilcolina (PPC) nella lipolisi per via iniettiva è stata dimostrata più volte, con un effetto positivo del PPC sulla perdita di grasso a tutti i livelli.

Nel complesso, la lipolisi iniettiva è riconosciuta dagli esperti come un metodo efficace per ridurre i depositi di grasso, anche se i risultati dipendono dalla situazione iniziale individuale del paziente.

Possibili rischi ed effetti collaterali

Sebbene la lipolisi iniettiva sia considerata sicura, come tutte le procedure mediche presenta potenziali rischi ed effetti collaterali.

I pazienti possono avvertire dolore o fastidio durante e dopo il trattamento, ma di solito si tratta di un dolore lieve e temporaneo. Inoltre, nei siti di iniezione possono verificarsi arrossamenti, gonfiori ed ecchimosi, che di solito sono innocui e si attenuano nel giro di pochi giorni o settimane. Alcuni pazienti riferiscono anche una sensazione di prurito o di bruciore nell'area trattata, ma di solito si attenua dopo poco tempo.

Anche se rari, esistono effetti collaterali più gravi che devono essere presi in considerazione. Tra questi, il rischio di infezione dovuto alla penetrazione della pelle. Per ridurre al minimo questo rischio sono fondamentali un'igiene accurata e una cura successiva.

Possono verificarsi anche reazioni allergiche alle sostanze utilizzate, anche se si tratta di casi rari. I sintomi possono includere eruzioni cutanee, orticaria o, nei casi più gravi, difficoltà respiratorie. In casi molto rari, può verificarsi la necrosi, cioè la morte dei tessuti nell'area di trattamento, forse causata da un'iniezione accidentale nei vasi sanguigni o da concentrazioni eccessive del principio attivo.

A volte il trattamento può anche causare irregolarità nel contorno della pelle, soprattutto se non viene eseguito correttamente.

Capitolo 4: Criolipolisi

Applicazione a freddo per la riduzione del grasso

La criolipolisi, un metodo innovativo per la riduzione del grasso, sfrutta la sensibilità selettiva delle cellule adipose al freddo per romperle in modo mirato senza intaccare i tessuti circostanti, come le cellule cutanee o muscolari. Questa procedura non invasiva si è affermata nella medicina estetica grazie alle sue basi scientifiche e alla sua efficacia.

Nella criolipolisi, le cellule di grasso sono esposte a un freddo controllato che porta alla cristallizzazione dei lipidi al loro interno. L'esposizione al freddo induce una morte cellulare controllata nota come apoptosi, causando il collasso delle cellule adipose. Nel corso del tempo, queste cellule grasse degradate vengono eliminate naturalmente dall'organismo. Questo processo porta a una riduzione a lungo termine del tessuto adiposo nelle aree trattate, poiché gli adulti di solito non formano nuove cellule di grasso.

La criolipolisi è particolarmente efficace per trattare i depositi di grasso localizzati e offre un'alternativa meno invasiva alla liposuzione tradizionale. Poiché il trattamento non richiede un intervento chirurgico, è associato a rischi minori e a tempi di recupero più brevi rispetto ai metodi chirurgici.

Il tasso di successo della criolipolisi dipende da vari fattori, tra cui la natura individuale del tessuto adiposo e gli obiettivi specifici del trattamento del paziente. Per ottenere risultati ottimali possono essere necessarie più sedute di trattamento. Anche in questo caso è importante avere aspettative realistiche e comprendere che, sebbene la criolipolisi possa ridurre efficacemente i depositi di grasso localizzati, non è adatta come metodo per la perdita di peso generale.

Procedura del trattamento di criolipolisi

Il processo inizia con una precisa determinazione e marcatura dell'area bersaglio, per cui spesso si scelgono come aree tipiche per il trattamento l'addome, i fianchi, le cosce e la schiena.

L'applicazione utilizza un dispositivo speciale che contiene piastre di raffreddamento e viene posizionato sull'area target. Questo dispositivo raffredda il tessuto adiposo a una temperatura controllata, studiata appositamente per danneggiare le cellule di grasso senza danneggiare il tessuto circostante. Una sessione di trattamento dura solitamente da 30 minuti a un'ora per area, anche se gli effetti del trattamento non sono immediati. Il processo di riduzione del grasso inizia nei giorni e nelle settimane successive al trattamento e può richiedere diversi mesi per essere completato.

Il background scientifico della criolipolisi si basa sulla ricerca che studia la reazione delle cellule adipose agli effetti del freddo. Gli studi hanno dimostrato che, in condizioni controllate, il raffreddamento mirato può portare a una riduzione significativa del tessuto adiposo. Il trattamento è considerato sicuro e la maggior parte dei pazienti lo tollera bene. Gli effetti collaterali più comuni includono arrossamento temporaneo, gonfiore, lividi e intorpidimento dell'area trattata, mentre gli effetti collaterali gravi sono rari.

La popolarità della criolipolisi è dovuta alla sua efficacia, alla sicurezza e alla mancanza di tempi di recupero. Questo metodo offre una soluzione efficace per i pazienti che cercano un'opzione non invasiva per il contorno del corpo. La sua crescente popolarità riflette il crescente interesse per le alternative non chirurgiche in medicina estetica.

La criolipolisi richiede protocolli di trattamento precisi e apparecchiature specializzate. L'efficacia e la sicurezza del trattamento dipendono in larga misura dalla corretta applicazione di questi protocolli e dalla qualità delle apparecchiature utilizzate.

Protocolli di trattamento

Il processo di criolipolisi inizia solitamente con un consulto dettagliato in cui il medico discute gli obiettivi e le aspettative del paziente, nonché le possibili controindicazioni. Durante questa consultazione viene valutata l'idoneità del paziente al trattamento e vengono identificate le aree da trattare. Vengono scattate foto delle aree interessate per registrare la situazione iniziale e confrontare i risultati successivi.

Le aree da trattare vengono quindi segnate sulla pelle e il paziente viene posizionato in modo da ottimizzare l'accesso a queste aree. Prima di posizionare il dispositivo di criolipolisi, viene applicato un cuscinetto di gel protettivo sulla pelle per proteggerla dal freddo e rendere l'esperienza più confortevole per il paziente. Il dispositivo stesso attira il tessuto adiposo tra due piastre di raffreddamento utilizzando un vuoto per raffreddare il tessuto in modo mirato. Questa fase di raffreddamento dura solitamente tra i 35 e i 60 minuti ed è progettata per raffreddare il tessuto adiposo a una temperatura controllata.

Dopo il trattamento, viene eseguito un massaggio manuale dell'area trattata per aiutare a rompere le cellule di grasso e a levigare il tessuto. Il paziente riceve istruzioni specifiche per la cura successiva e viene invitato a visite di controllo per valutare i risultati.

La criolipolisi è una procedura accuratamente studiata che rappresenta un'alternativa non invasiva ai metodi chirurgici di riduzione del grasso. Attraverso l'applicazione controllata del freddo, la procedura è in grado di rompere efficacemente le cellule di grasso e di portare a un visibile miglioramento dei contorni del corpo. Per garantire il successo del trattamento, è importante scegliere uno specialista esperto e qualificato, che pianificherà e supervisionerà attentamente l'intero processo, dalla preparazione all'esecuzione e alla cura successiva.

Tecnologia dei dispositivi

I moderni dispositivi di criolipolisi sono caratterizzati dall'uso di tecnologie di raffreddamento avanzate che consentono di raffreddare in modo mirato il tessuto adiposo alla temperatura desiderata senza danneggiare il tessuto circostante.

Questi dispositivi sono dotati di applicatori a vuoto di diverse dimensioni e forme, progettati specificamente per trattare efficacemente diverse aree del corpo. Gli applicatori creano un vuoto che attira il tessuto adiposo tra le piastre di raffreddamento per garantire un raffreddamento preciso e uniforme.

Il controllo preciso della temperatura e della durata del raffreddamento da parte dei dispositivi consente un trattamento costante ed efficace. Questo raffreddamento controllato è un elemento chiave per ottenere i risultati desiderati. Per garantire la sicurezza e il comfort durante il trattamento, nei dispositivi sono integrati sensori di sicurezza che monitorano costantemente la temperatura della pelle e le prestazioni del dispositivo.

Il design ergonomico dei dispositivi è stato progettato per consentire un utilizzo confortevole sia per il paziente che per l'operatore, migliorando l'esperienza di trattamento per entrambe le parti.

La criolipolisi è una procedura altamente specializzata che richiede competenza e precisione. La qualità delle apparecchiature utilizzate e il rispetto rigoroso dei protocolli di trattamento sono fondamentali per garantire la sicurezza e l'efficacia del trattamento. È quindi importante che i pazienti si rivolgano a professionisti qualificati che abbiano l'esperienza necessaria e le attrezzature adatte per ottenere i migliori risultati possibili. Questa combinazione di tecnologia avanzata, applicazione esperta e pianificazione accurata del trattamento rende la criolipolisi una scelta popolare per i pazienti che cercano un metodo non invasivo di rimodellamento del corpo.

Effetti a lungo termine e studi clinici

Da quando è stata introdotta, la criolipolisi è diventata oggetto di ricerche approfondite per valutarne l'efficacia, la sicurezza e la sostenibilità.

Gli **effetti a lungo termine di** questo trattamento, che determina una riduzione permanente delle cellule adipose, sono particolarmente notevoli. Il trattamento fa sì che le cellule di grasso trattate si cristallizzino e muoiano prima di essere scomposte ed espulse naturalmente dall'organismo. Poiché negli adulti non si formano nuove cellule adipose, la riduzione delle cellule grasse ottenuta con la criolipolisi è generalmente a lungo termine. Tuttavia, il mantenimento di questi risultati dipende in larga misura dal mantenimento di un peso corporeo stabile; uno stile di vita sano, che includa una dieta equilibrata e un'attività fisica regolare, è essenziale per mantenere i risultati.

I pazienti riferiscono spesso un miglioramento visibile e misurabile dei contorni del corpo nelle aree trattate, che può avere un impatto positivo sull'autostima e sul benessere. Studi clinici confermano l'efficacia della criolipolisi nel ridurre i depositi di grasso in varie aree del corpo, con una riduzione significativa del tessuto adiposo nelle aree trattate.

È stata inoltre sottolineata la **sicurezza** della criolipolisi: la maggior parte degli studi ha riportato effetti collaterali minimi e temporanei, come arrossamento, gonfiore e intorpidimento, mentre le complicazioni gravi sono considerate rare.

Negli **studi sulla soddisfazione dei pazienti, la** criolipolisi ha spesso ottenuto risultati positivi, soprattutto quando i pazienti sono stati informati realisticamente in anticipo sui risultati attesi. Le ricerche dimostrano che la criolipolisi è un metodo efficace e sicuro di riduzione del grasso non invasivo, con risultati duraturi a patto che il paziente mantenga il proprio peso. È più efficace nei pazienti che si avvicinano al loro peso corporeo ideale e che desiderano ridurre depositi di grasso specifici e localizzati.

Come alternativa interessante alla rimozione chirurgica del grasso, soprattutto per i pazienti che cercano un'opzione non invasiva con tempi di inattività minimi e rischi ridotti, la criolipolisi rappresenta un'importante innovazione nella medicina estetica. La ricerca e il monitoraggio continui contribuiscono a perfezionare ulteriormente il metodo e a massimizzarne l'efficacia e la sicurezza, aumentandone ulteriormente la popolarità e l'accettazione.

Sicurezza ed effetti collaterali

Come metodo non invasivo di riduzione del grasso, la criolipolisi si è affermata come opzione di trattamento popolare grazie al suo basso rischio e all'**elevato profilo di sicurezza.**

Tuttavia, come per qualsiasi procedura medica, esistono potenziali **rischi ed effetti collaterali** che devono essere presi in considerazione.

Gli effetti collaterali più comuni della criolipolisi sono generalmente lievi e temporanei. Si tratta di arrossamenti, gonfiori, lividi e intorpidimento dell'area di trattamento. Questi sintomi si manifestano di solito subito dopo il trattamento e si attenuano nel giro di qualche giorno o settimana. Possono verificarsi anche prurito e lieve dolore, ma di solito sono gestibili e si attenuano con il tempo.

Un rischio più raro ma più grave è l'aumento paradossale di grasso, noto anche come obesità iperplastica paradossale. Questo fenomeno, in cui si verifica un aumento anziché una diminuzione del tessuto adiposo nell'area trattata, è raro e la causa esatta non è del tutto nota. Sebbene sia curabile, questa condizione può essere frustrante per chi ne è affetto e spesso richiede interventi aggiuntivi.

Un altro rischio potenziale è la lesione nervosa indotta dal freddo, che può portare a un intorpidimento prolungato o, in rari casi, a danni ai nervi. Tuttavia, si tratta di una complicazione molto rara e nella pratica si verifica solo occasionalmente.

Per ridurre al minimo il rischio di complicazioni, è importante che la criolipolisi sia eseguita da professionisti qualificati ed esperti. La corretta applicazione della tecnologia e l'attenta selezione dei pazienti sono fondamentali. I pazienti con determinate condizioni preesistenti o con patologie cutanee possono non essere candidati al trattamento.

La tecnologia dei dispositivi per la criolipolisi dispone anche di meccanismi di sicurezza integrati. I moderni dispositivi per la criolipolisi sono dotati di sensori per monitorare la temperatura della pelle e di funzioni di spegnimento automatico che riducono al minimo il rischio di danni da gelo.

In sintesi, la criolipolisi è un metodo sicuro di riduzione del grasso con un basso rischio di complicazioni gravi. La maggior parte degli effetti collaterali sono lievi e temporanei.

Capitolo 5: Lipolisi laser

Le basi della terapia laser per la riduzione del grasso

I principi della terapia laser per la riduzione del grasso, nota come lipolisi laser, si basano sull'uso dell'energia laser per colpire e ridurre le cellule adipose.

Questa tecnica si è affermata come un'alternativa efficace e non invasiva alla liposuzione tradizionale e offre ai pazienti un'opzione di rimodellamento del corpo con meno rischi e tempi di recupero più brevi.

La lipolisi laser si basa sull'uso di specifiche lunghezze d'onda della luce laser in grado di penetrare nel tessuto adiposo senza danneggiare la pelle, i muscoli o altri tessuti circostanti. Il laser dirige la sua energia specificamente verso le cellule adipose, riscaldandole e liquefacendo il loro contenuto, principalmente trigliceridi. Le cellule di grasso liquefatte vengono metabolizzate ed espulse naturalmente dall'organismo o, in alcune procedure, possono anche essere aspirate manualmente.

Un aspetto fondamentale della lipolisi laser è che, oltre a ridurre il grasso, aiuta anche a rassodare la pelle. Il calore del laser stimola la produzione di collagene ed elastina, due importanti proteine responsabili della compattezza e dell'elasticità della pelle. Questo ulteriore rafforzamento della pelle è un vantaggio significativo rispetto ad altre tecniche di riduzione del grasso che possono lasciare la pelle cadente.

Il trattamento inizia in genere con una consultazione in cui il medico curante valuta gli obiettivi del paziente e stabilisce se la lipolisi laser è un metodo appropriato. Nella sala di trattamento, l'area target viene pulita e un manipolo che emette il laser viene passato sulla pelle. La durata del trattamento varia a seconda delle dimensioni dell'area trattata, ma è relativamente breve rispetto ai metodi invasivi.

Di solito i pazienti non avvertono alcun dolore durante il trattamento, poiché la lipolisi laser è spesso combinata con il raffreddamento per proteggere la pelle e aumentare il comfort. Dopo il trattamento possono verificarsi lievi arrossamenti, gonfiori o lividi, ma la maggior parte dei pazienti può riprendere le normali attività quasi immediatamente.

È importante capire che la lipolisi laser è un metodo di modellazione del corpo e non una soluzione per la perdita di peso. È ideale per le persone che si avvicinano al loro peso corporeo ideale, ma che presentano alcuni depositi di grasso ostinato che non vengono intaccati dalla dieta e dall'esercizio fisico.

La lipolisi laser è diventata un'opzione popolare in medicina estetica grazie alla sua efficacia, ai benefici aggiunti del rassodamento cutaneo e al basso rischio di complicazioni gravi. Tuttavia, come per tutte le procedure mediche, è necessario un consulto approfondito con uno specialista qualificato per assicurarsi che il metodo sia adatto all'individuo e per ottenere i migliori risultati possibili.

Tecniche di implementazione e trattamento

La lipolisi laser è un processo specializzato che richiede un alto livello di competenza e precisione. Inizia con un'accurata pianificazione e preparazione, prosegue con il trattamento vero e proprio e termina con un'accurata assistenza post-operatoria per garantire risultati ottimali.

Durante la **fase preparatoria, ha** luogo una consultazione in cui il medico curante valuta l'idoneità del paziente alla lipolisi laser. Vengono discussi aspetti importanti come l'anamnesi, gli obiettivi estetici e le possibili controindicazioni. Il medico segna le aree del corpo da trattare, un aspetto fondamentale per ottenere risultati accurati ed efficaci. Inoltre, viene scattata una documentazione fotografica delle aree target per registrare la situazione iniziale e poter confrontare i risultati in seguito.

Durante la **procedura di trattamento,** di solito viene applicato o iniettato un anestetico locale nell'area bersaglio per ridurre al minimo il disagio durante il trattamento. Lo speciale dispositivo laser viene quindi utilizzato con una sonda manuale che viene guidata sulla pelle per indirizzare con precisione l'energia laser alle cellule di grasso nell'area target. L'applicazione controllata del laser garantisce che il tessuto circostante sia risparmiato, mentre il calore del laser liquefa il grasso, che viene poi scomposto dall'organismo. La durata del trattamento può variare da 30 minuti a un'ora, a seconda delle dimensioni e del numero di aree trattate.

Dopo il trattamento possono verificarsi lievi arrossamenti, gonfiori e intorpidimenti nell'area trattata, che di solito sono lievi e si attenuano nel giro di pochi giorni. Il medico fornirà istruzioni specifiche per la cura successiva, da seguire per ottenere risultati ottimali e ridurre al minimo il rischio di effetti collaterali. La maggior parte dei pazienti può riprendere le proprie attività in tempi relativamente brevi dopo il trattamento.

I **risultati** della lipolisi laser diventano visibili gradualmente, poiché il corpo ha bisogno di tempo per scomporre il grasso trattato. Spesso l'effetto completo è visibile solo dopo alcune settimane o mesi. In alcuni casi, possono essere necessari ulteriori trattamenti per ottenere i risultati desiderati.

La lipolisi laser richiede una tecnica precisa e una pianificazione del trattamento personalizzata per ottenere risultati efficaci e sicuri. Una stretta collaborazione tra paziente e medico e un'attenta assistenza post-operatoria sono fondamentali per il successo del trattamento.

Efficacia e risultati della ricerca

Negli ultimi anni, la lipolisi laser ha ottenuto un'attenzione crescente da parte della comunità scientifica e dei medici estetici, portando a una serie di progetti di ricerca e studi clinici che ne hanno analizzato l'efficacia e la sicurezza.

Le ricerche dimostrano che la lipolisi laser è efficace nel ridurre i depositi di grasso in varie aree del corpo. Studi clinici hanno confermato che l'applicazione dell'energia laser porta alla distruzione mirata delle cellule adipose, con conseguente riduzione significativa del tessuto adiposo nelle aree trattate. I pazienti riferiscono spesso un miglioramento visibile dei contorni del corpo e la soddisfazione per i risultati del trattamento. Di particolare rilievo è l'ulteriore rassodamento della pelle prodotto dal calore del laser, che contribuisce alla produzione di collagene ed elastina. Questo effetto collaterale è un vantaggio significativo rispetto ad altri metodi di riduzione del grasso, che possono provocare cedimenti cutanei.

È interessante notare che gli studi dimostrano anche che la lipolisi laser non solo riduce i depositi di grasso visibili, ma migliora anche l'aspetto generale della pelle. Questo rende la tecnica un'opzione interessante per i pazienti che non solo vogliono ridurre il grasso, ma anche migliorare la qualità della loro pelle. La ricerca ha continuato a sottolineare la sicurezza della lipolisi laser. La maggior parte degli studi riporta effetti collaterali minimi e temporanei, come arrossamento, gonfiore e intorpidimento. Le complicazioni gravi sono rare e fanno della lipolisi laser un'alternativa sicura a procedure più invasive come la liposuzione tradizionale.

Nonostante i risultati positivi, è importante sottolineare che la lipolisi laser è più adatta ai pazienti che cercano una riduzione moderata del grasso e che hanno già un peso corporeo relativamente stabile. Non è un metodo per una perdita di peso massiccia e generalizzata, ma mira a trattare aree problematiche specifiche che non rispondono alla dieta e all'esercizio fisico.

In sintesi, la lipolisi laser è un metodo efficace e sicuro per la riduzione del grasso e il modellamento del corpo. La sua capacità non solo di ridurre il grasso, ma anche di migliorare la qualità della pelle, la rende un'opzione interessante nella medicina estetica. Tuttavia, come per tutte le procedure mediche, un consulto individuale e un trattamento da parte di professionisti qualificati sono fondamentali per ottenere i migliori risultati e ridurre al minimo i rischi.

Rischi e cure dopo il trattamento

La lipolisi laser è una procedura sicura se utilizzata correttamente. Tuttavia, come tutte le procedure mediche, comporta alcuni rischi e un'attenta cura del paziente dopo il trattamento è essenziale per ottenere i migliori risultati e ridurre al minimo il rischio di complicazioni.

Per quanto riguarda i rischi, dopo la lipolisi laser possono verificarsi reazioni cutanee come arrossamento, gonfiore ed ecchimosi nell'area di trattamento, che di solito sono lievi e temporanee. Alcuni pazienti possono avvertire dolore o fastidio durante e dopo il trattamento, sebbene la lipolisi laser sia spesso considerata meno dolorosa rispetto a metodi più invasivi. A causa dell'uso di energia termica, esiste un piccolo rischio di ustioni o altri danni termici alla pelle o ai tessuti circostanti. In rari casi, possono verificarsi irregolarità nel contorno della pelle, soprattutto se il trattamento non viene eseguito in modo uniforme. Possono verificarsi alterazioni della sensibilità cutanea, come intorpidimento o cambiamenti nella sensibilità della pelle, ma di solito sono temporanei. Come per tutte le procedure che penetrano nella pelle, esiste un piccolo rischio di infezione, sebbene sia raro con la lipolisi laser.

Dopo il trattamento, i pazienti ricevono istruzioni dettagliate per la cura successiva, da seguire per garantire una guarigione rapida e senza complicazioni. Tra queste, l'applicazione di impacchi o compresse fredde per alleviare il gonfiore e favorire il processo di guarigione. Di solito i pazienti vengono istruiti a evitare la luce solare diretta nell'area del trattamento per ridurre al minimo il rischio di danni alla pelle. In alcuni casi, può essere consigliato di indossare indumenti compressivi per ridurre il gonfiore e favorire il rassodamento della pelle. I controlli regolari sono importanti per monitorare il processo di guarigione e garantire il raggiungimento dei risultati desiderati.

Sebbene i rischi della lipolisi laser siano generalmente bassi e la maggior parte dei pazienti si riprenda rapidamente e senza complicazioni, è fondamentale che il trattamento sia eseguito da uno specialista esperto. Un'attenta selezione dei pazienti, un'informazione completa sui rischi e sulla cura successiva, il rispetto di tutte le istruzioni per la cura successiva e la richiesta di assistenza medica in caso di dubbi o complicazioni sono fondamentali per il successo e la sicurezza del trattamento.

Capitolo 6: Terapia con radiofrequenza

Teoria e pratica dell'energia a radiofrequenza

L'uso dell'energia a radiofrequenza in medicina estetica, in particolare per la riduzione del grasso e il rassodamento della pelle, si basa sulla teoria della generazione di calore mirato negli strati più profondi della pelle. La radiofrequenza (RF) si riferisce all'uso di onde elettromagnetiche nella gamma delle radiofrequenze dello spettro elettromagnetico. Queste onde, quando vengono dirette sulla pelle e sul tessuto sottocutaneo, generano calore grazie alla naturale resistenza del tessuto alla corrente elettrica.

La teoria di base della terapia a radiofrequenza è che il riscaldamento controllato degli strati più profondi della pelle provoca la contrazione delle fibre di collagene, con effetti immediati di rassodamento della pelle. Inoltre, il calore stimola i fibroblasti, cellule responsabili della produzione di collagene. Questa rigenerazione a lungo termine del collagene porta a una pelle più soda e giovane nel tempo. Il calore può anche colpire le cellule di grasso (adipociti) nello strato sottocutaneo, provocandone la rottura e la riduzione.

La tecnica del trattamento a radiofrequenza è relativamente semplice ma altamente tecnologica. Un dispositivo a radiofrequenza consiste solitamente in un manipolo che viene posizionato sulla pelle. Questo manipolo emette onde di radiofrequenza che penetrano in profondità nel tessuto senza danneggiare l'epidermide o lo strato superiore della pelle. La profondità di penetrazione dell'energia a radiofrequenza dipende dalla frequenza delle onde. Le frequenze più alte hanno una minore profondità di penetrazione, mentre le frequenze più basse penetrano più in profondità nel tessuto.

Durante il trattamento, i pazienti avvertono di solito un leggero calore, che può essere percepito come piacevole. La durata del trattamento varia a seconda delle dimensioni dell'area trattata e del dispositivo specifico, ma di solito non supera l'ora. Il trattamento con radiofrequenza è generalmente indolore e la maggior parte dei pazienti può tornare alle proprie attività normali subito dopo il trattamento.

L'efficacia della terapia a radiofrequenza per la riduzione del grasso e il rassodamento della pelle è stata confermata da numerosi studi. I risultati dimostrano che la radiofrequenza può migliorare l'aspetto della cellulite, rassodare la pelle e ridurre il volume dei depositi di grasso. Tuttavia, i risultati dipendono da fattori individuali come l'età, le condizioni della pelle e lo stile di vita.

Nonostante la sua efficacia e sicurezza, il trattamento di radiofrequenza non è una soluzione per l'obesità cronica o un sostituto di una dieta sana e di un regolare esercizio fisico. È più indicato per le persone che hanno già un peso normale ma che desiderano trattare aree specifiche di pelle lassa o depositi di grasso ostinati.

Procedura di trattamento

Il successo e la sicurezza della terapia con radiofrequenza dipendono in larga misura dalle procedure di trattamento e dalle impostazioni dei dispositivi utilizzati. Questo metodo utilizza l'energia controllata della radiofrequenza per penetrare in profondità negli strati cutanei e ottenere effetti terapeutici.

Il processo inizia con una consultazione e un esame completo per determinare l'idoneità del paziente al trattamento e per stabilire le aree specifiche da trattare. Prima del trattamento vero e proprio, l'area viene pulita e viene applicato un gel conduttivo per ottimizzare la trasmissione dell'energia RF.

Durante il trattamento, il dispositivo RF viene guidato sulla pelle. I manipoli del dispositivo emettono energia RF sulla superficie della pelle, che poi penetra negli strati più profondi. Questa produzione di energia si traduce in calore, che stimola il collagene della pelle a contrarsi e allo stesso tempo stimola la produzione di nuove fibre di collagene. L'energia può agire anche sulle cellule adipose, riscaldandole e aiutandole a disgregarsi.

Una tipica seduta di trattamento dura da 30 minuti a un'ora, a seconda dell'estensione dell'area da trattare e degli obiettivi specifici della terapia. Subito dopo il trattamento, il paziente può avvertire un leggero rossore e una sensazione di calore nell'area trattata, ma di solito si attenua rapidamente.

La terapia con radiofrequenza offre un'opzione efficace e non invasiva per i pazienti che desiderano migliorare l'aspetto della pelle e ridurre i depositi di grasso. La tecnica richiede impostazioni precise del dispositivo e un professionista esperto per ottenere i migliori risultati e garantire il comfort del paziente. La combinazione di tecnologia avanzata, applicazione esperta e attenta cura successiva rende la radiofrequenza una scelta popolare in medicina estetica.

Impostazioni del dispositivo

I moderni dispositivi per la terapia a radiofrequenza sono dotati di una selezione di frequenze che svolgono un ruolo decisivo nel determinare la profondità di penetrazione dell'energia nella pelle. La scelta della frequenza adatta dipende dall'obiettivo del trattamento e dal tipo di pelle del paziente: Le frequenze più alte ottengono un effetto più superficiale, mentre le frequenze più basse possono penetrare più in profondità nel tessuto.

L'impostazione dell'intensità dell'energia a radiofrequenza è un altro fattore importante che deve essere regolato con attenzione. L'obiettivo è ottenere risultati efficaci senza aumentare il rischio di danni alla pelle. Questa regolazione si basa sulla reazione individuale della pelle del paziente durante il trattamento e richiede un elevato livello di competenza.

Alcuni dispositivi RF offrono anche diverse modalità di impulso. Queste permettono di emettere l'energia in diversi schemi o sequenze, ottenendo così risultati di trattamento specifici. Inoltre, molti di questi dispositivi sono dotati di meccanismi di raffreddamento integrati. Questi proteggono la pelle e aumentano il comfort durante il trattamento, raffreddando la superficie cutanea durante l'erogazione dell'energia.

Le impostazioni esatte e il protocollo di trattamento specifico variano a seconda del tipo di dispositivo utilizzato, delle esigenze individuali del paziente e degli obiettivi specifici del trattamento. L'uso ottimale richiede che il trattamento sia eseguito da uno specialista esperto o da un professionista qualificato. Un'accurata formazione sull'uso del dispositivo e una comprensione approfondita dei principi alla base della terapia con radiofrequenza sono fondamentali per ottenere risultati ottimali e ridurre al minimo il rischio di effetti collaterali.

Questa attenta messa a punto e regolazione dei parametri di trattamento nella terapia con radiofrequenza garantisce ai pazienti di ottenere i migliori risultati possibili, assicurando al contempo sicurezza e comfort durante il trattamento.

Risultati ed effetti a lungo termine

I risultati e gli effetti a lungo termine della terapia con radiofrequenza in medicina estetica sono una considerazione importante per i pazienti che cercano un trattamento non invasivo per migliorare l'aspetto della pelle e ridurre i depositi di grasso. Questa tecnologia si è dimostrata efficace per il rassodamento della pelle e, in alcuni casi, per la riduzione del grasso.

I risultati immediati della terapia con radiofrequenza sono spesso visibili già dopo il primo trattamento. I pazienti riferiscono spesso di una pelle più liscia e soda e di un aspetto ringiovanito. Questi effetti iniziali sono dovuti alla contrazione delle fibre di collagene esistenti da parte dell'energia termica. Tuttavia, oltre al rassodamento immediato, la pelle inizia a produrre nuove fibre di collagene, un processo che può durare diverse settimane o mesi. Ciò significa che i risultati completi del trattamento sono spesso visibili solo dopo qualche tempo, poiché la pelle ha bisogno di tempo per reagire e rigenerarsi a livello cellulare.

Quando si parla di riduzione del grasso, i risultati possono variare. Sebbene la terapia a radiofrequenza non offra la stessa riduzione del grasso delle procedure invasive come la liposuzione, può comunque aiutare a ridurre i piccoli depositi di grasso. Questo risultato si ottiene riscaldando le cellule adipose, che possono essere scomposte ed eliminate dal punto di vista metabolico. Tuttavia, questo effetto è più sottile ed è più adatto a correzioni e modellamenti minori.

Gli effetti a lungo termine della terapia con radiofrequenza dipendono in larga misura dal regime di cura della pelle e dallo stile di vita del paziente. Per mantenere i risultati, si consiglia ai pazienti di seguire una routine di cura della pelle sana, che comprenda la protezione dall'esposizione al sole e una dieta equilibrata ricca di antiossidanti.

Gli antiossidanti sono molecole che proteggono le cellule dagli effetti nocivi dei radicali liberi. I radicali liberi sono molecole instabili prodotte come sottoprodotti del normale metabolismo e possono anche formarsi a causa di influenze esterne come l'inquinamento, il fumo e i raggi UV. Possono causare danni ossidativi reagendo con importanti componenti cellulari come il DNA, le proteine e le membrane cellulari.

Gli alimenti contengono diversi tipi di antiossidanti, tra cui vitamine come la C e la E, minerali come il selenio e sostanze fitochimiche come i flavonoidi e i polifenoli. Questi antiossidanti si trovano in una varietà di alimenti come frutta, verdura, noci, semi e cereali integrali.

L'esercizio fisico regolare può anche contribuire a mantenere e migliorare i risultati della riduzione del grasso.

È importante sottolineare che la terapia con radiofrequenza non è una soluzione unica. Molti pazienti necessitano di più sessioni di trattamento per ottenere risultati ottimali e possono beneficiare di trattamenti di aggiornamento occasionali per mantenere gli effetti a lungo termine.

In sintesi, la terapia con radiofrequenza è un metodo efficace per migliorare la qualità della pelle e ridurre moderatamente il grasso. Offre un'alternativa non invasiva alle procedure chirurgiche, con il vantaggio di un breve tempo di recupero e rischi minimi. Per ottenere un effetto a lungo termine, è necessaria una combinazione di cure successive regolari, uno stile di vita sano e, se necessario, ulteriori trattamenti.

Aspetti di sicurezza ed effetti collaterali

La terapia con radiofrequenza è generalmente considerata sicura. Tuttavia, sia gli operatori che i pazienti devono essere consapevoli di alcuni rischi e potenziali effetti collaterali.

Un aspetto fondamentale per la sicurezza è la qualificazione dell'operatore. L'applicazione corretta della tecnologia a radiofrequenza richiede una conoscenza completa delle impostazioni del dispositivo e delle reazioni della pelle. Il trattamento deve quindi essere sempre eseguito da uno specialista qualificato o da personale specializzato addestrato. La qualità e la manutenzione dei dispositivi RF utilizzati sono altrettanto importanti. Dispositivi di alta qualità con opzioni di controllo precise e funzioni di sicurezza integrate, come i sensori di temperatura, sono fondamentali per evitare surriscaldamenti e ustioni.

Ogni trattamento deve essere personalizzato per il paziente. Ciò include l'adattamento dell'intensità energetica e della durata del trattamento al tipo di pelle, all'area da trattare e agli obiettivi specifici del paziente. Gli effetti collaterali più comuni comprendono arrossamenti e gonfiori temporanei nell'area di trattamento, che di solito si attenuano dopo qualche ora o giorno. Durante e subito dopo il trattamento, i pazienti possono avvertire una sensazione di calore e di leggero disagio, che di solito indica che l'energia RF sta raggiungendo gli strati più profondi della pelle.

In rari casi, possono verificarsi lievi ecchimosi e intorpidimento temporaneo, soprattutto se durante il trattamento si utilizza il vuoto. Un'applicazione non corretta può provocare surriscaldamento e bruciature della pelle, il che sottolinea l'importanza di un trattamento professionale e di un attento monitoraggio. È inoltre possibile che si verifichino temporanee alterazioni della pigmentazione cutanea, soprattutto nei pazienti con carnagione più scura.

In sintesi, la terapia con radiofrequenza è un metodo efficace per il rassodamento della pelle e, in alcuni casi, anche per la riduzione del grasso. Tuttavia, richiede un'attenta applicazione e una personalizzazione individuale per il paziente. Per ridurre al minimo i rischi e ottenere risultati ottimali è fondamentale un'informazione completa sui potenziali rischi ed effetti collaterali, nonché un'adeguata assistenza post-operatoria. I pazienti devono ricevere un'adeguata assistenza dopo il trattamento per evitare potenziali complicazioni.

Capitolo 7: Riduzione del grasso con gli ultrasuoni

Gli ultrasuoni in medicina estetica

L'uso degli ultrasuoni in medicina estetica rappresenta uno sviluppo significativo, in particolare nelle aree del rafforzamento della pelle, della riduzione del grasso e del miglioramento dell'aspetto generale della pelle. Le tecnologie a ultrasuoni utilizzano onde sonore ad alta frequenza per ottenere effetti terapeutici mirati negli strati più profondi della pelle e del tessuto sottocutaneo.

Nel campo dei trattamenti di rassodamento e anti-età della pelle, gli ultrasuoni focalizzati vengono utilizzati per riscaldare gli strati profondi della pelle. Questa energia termica mirata stimola la produzione di collagene ed elastina, due proteine fondamentali per la compattezza e l'elasticità della pelle. Nel tempo, l'aumento della produzione di collagene porta a una pelle più soda, liscia e dall'aspetto più giovane. Il trattamento con ultrasuoni focalizzati è particolarmente indicato per ridurre le linee sottili e le rughe e migliorare la texture della pelle di viso, collo e décolleté.

Nella riduzione del grasso, gli ultrasuoni vengono utilizzati per distruggere le cellule adipose e ridurne le dimensioni. Il processo, noto come lipolisi ultrasonica o cavitazione ultrasonica, utilizza onde ultrasoniche a bassa frequenza per far vibrare le cellule di grasso. Queste vibrazioni creano piccole bolle intorno alle cellule di grasso, che alla fine implodono e le distruggono. Le cellule di grasso distrutte vengono poi metabolizzate ed espulse naturalmente dall'organismo. Questa tecnica è particolarmente efficace per il trattamento di depositi di grasso localizzati, come quelli su addome, cosce e fianchi, e offre un'alternativa non invasiva alla liposuzione tradizionale.

Gli ultrasuoni vengono utilizzati anche per migliorare l'aspetto generale della pelle, in particolare nei trattamenti volti a migliorare la circolazione cutanea e a favorire il drenaggio linfatico. Ciò può contribuire a ridurre l'aspetto della cellulite e a migliorare la texture della pelle.

Il trattamento a ultrasuoni è generalmente indolore e non richiede tempi di inattività, il che lo rende un'opzione interessante per i pazienti che cercano trattamenti cosmetici minimamente invasivi. Durante il trattamento si può avvertire un leggero formicolio o una sensazione di calore, ma la maggior parte dei pazienti trova l'esperienza confortevole.

Sebbene la terapia a ultrasuoni sia considerata sicura, è importante che venga eseguita da personale qualificato, poiché le impostazioni e la tecnica di applicazione devono essere attentamente controllate per ottenere risultati ottimali e ridurre al minimo i rischi. Come per tutte le procedure cosmetiche, è necessario un consulto approfondito e un'attenta valutazione da parte di uno specialista per garantire che il metodo sia adatto all'individuo e che si ottengano i risultati desiderati.

Nel complesso, gli ultrasuoni offrono un'ampia gamma di applicazioni in medicina estetica, dai trattamenti di rassodamento della pelle e anti-invecchiamento alla riduzione non invasiva del grasso, e si sono affermati come uno strumento prezioso per molti obiettivi cosmetici.

Procedure di trattamento e tipi di dispositivi

In medicina estetica, i trattamenti con ultrasuoni sono un metodo utilizzato per vari scopi cosmetici, come il rassodamento della pelle, la riduzione del grasso e il miglioramento della texture cutanea. Il percorso di questi trattamenti varia a seconda degli obiettivi e delle esigenze specifiche del paziente.

Il processo inizia con una consultazione dettagliata in cui si discutono gli obiettivi estetici del paziente e si verifica il suo stato di salute. In questa fase si stabilisce anche il piano di trattamento individuale. Quando si prepara l'area di trattamento, questa viene pulita e spesso rivestita con un gel speciale per migliorare la conduttività e il contatto tra il dispositivo a ultrasuoni e la pelle.

Durante il trattamento, il dispositivo a ultrasuoni viene guidato sull'area da trattare. Nelle procedure di rassodamento della pelle o anti-invecchiamento, le onde a ultrasuoni sono dirette negli strati più profondi della pelle per stimolare la produzione di collagene. Nei trattamenti di riduzione del grasso, invece, l'energia è mirata alle cellule adipose per distruggerle efficacemente.

La durata del trattamento dipende dal tipo e dall'entità della procedura e può variare da 20 minuti a un'ora. Spesso sono necessarie più sedute per ottenere risultati ottimali.

Dopo il trattamento, i pazienti ricevono istruzioni specifiche per la cura successiva, che possono includere raccomandazioni per la cura della pelle e possibili restrizioni all'attività. I diversi tipi di dispositivi per ultrasuonoterapia, come gli ultrasuoni focalizzati (HIFU) per i trattamenti cutanei più profondi, i dispositivi di cavitazione a ultrasuoni per la riduzione del grasso e i dispositivi a ultrasuoni dermici per i trattamenti cutanei superficiali, hanno ciascuno impostazioni e tecniche di applicazione specifiche. Questi dispositivi sono ottimizzati per le rispettive applicazioni e la scelta del dispositivo giusto e il suo corretto utilizzo sono fondamentali per ottenere risultati efficaci e garantire la sicurezza del paziente.

È molto importante che i trattamenti a ultrasuoni siano eseguiti da professionisti qualificati che abbiano una conoscenza approfondita dell'apparecchiatura e della fisiologia della pelle. Un'applicazione corretta è importante non solo per la sicurezza del paziente, ma anche per l'efficacia del trattamento. I pazienti devono essere informati in modo esauriente sull'intero processo di trattamento, sui risultati attesi e sui possibili effetti collaterali, al fine di prendere una decisione consapevole sul trattamento.

Prova di efficacia ed esperienza del paziente

L'efficacia della terapia a ultrasuoni in medicina estetica e le relative esperienze dei pazienti sono state oggetto di numerosi studi e valutazioni cliniche. Questi trattamenti, che utilizzano le onde ultrasonore per vari scopi estetici come il rafforzamento della pelle, la riduzione del grasso e il miglioramento della texture cutanea, si sono dimostrati efficaci nella pratica.

Le prove scientifiche dell'efficacia della terapia a ultrasuoni provengono da studi clinici che dimostrano come questa tecnica sia in grado di ottenere miglioramenti significativi nella struttura e nel rassodamento della pelle, nonché nella riduzione dei depositi di grasso. Nelle procedure di rassodamento cutaneo come l'HIFU (High-Intensity Focused Ultrasound), è stato osservato che l'applicazione mirata di onde ultrasonore in profondità nel derma e nel sottocute stimola la produzione di collagene ed elastina. Questo porta a un rassodamento della pelle e a una riduzione delle rughe e delle linee sottili, con il risultato di un aspetto più giovane e sodo della pelle. I pazienti riferiscono spesso miglioramenti visibili nell'aspetto della loro pelle, tra cui una riduzione del rilassamento e una maggiore elasticità cutanea.

Nella riduzione del grasso, gli studi hanno dimostrato che la cavitazione a ultrasuoni può distruggere efficacemente le cellule adipose e ridurne le dimensioni. Questo processo, che utilizza ultrasuoni a bassa frequenza per distruggere le cellule di grasso, si è dimostrato particolarmente utile per trattare i depositi di grasso ostinati che non rispondono alla dieta e all'esercizio fisico. I pazienti che si sono sottoposti a questo trattamento spesso riferiscono una riduzione misurabile della circonferenza corporea e un miglioramento del profilo del corpo.

Le esperienze dei pazienti con la terapia a ultrasuoni sono generalmente positive e molti apprezzano la natura non invasiva e i tempi di inattività minimi del trattamento. La maggior parte dei pazienti trova il trattamento indolore, mentre alcuni notano una leggera sensazione di formicolio o di calore durante la seduta. Il rapido ritorno alle normali attività e la mancanza di effetti collaterali significativi sono altri punti a favore spesso sottolineati dai pazienti.

Tuttavia, va notato che i risultati della terapia a ultrasuoni dipendono da vari fattori, tra cui il tipo di pelle, l'età, l'area trattata e lo stato di salute generale del paziente. L'efficacia può essere influenzata anche dall'esperienza dell'operatore e dalla qualità dell'apparecchiatura a ultrasuoni utilizzata.

In sintesi, la terapia a ultrasuoni è un'opzione efficace e sicura in medicina estetica, con riscontri positivi da parte dei pazienti per quanto riguarda i risultati del trattamento e l'esperienza complessiva. Come per tutte le procedure estetiche, una consulenza professionale e un trattamento personalizzato sono fondamentali per ottenere i migliori risultati e garantire la sicurezza del paziente.

Gestione del rischio e assistenza post-operatoria

La terapia a ultrasuoni svolge oggi un ruolo importante nella medicina estetica, e la gestione dei rischi e un'attenta cura successiva sono importanti per il successo e la sicurezza del trattamento. Sebbene questa tecnica sia generalmente considerata sicura ed efficace, è importante ridurre al minimo i rischi potenziali e garantire un'assistenza post-operatoria completa per ottenere i migliori risultati possibili.

La gestione del rischio inizia con un'attenta selezione dei pazienti. Non tutti sono adatti ai trattamenti con ultrasuoni. Le persone con determinate condizioni di salute, come malattie cutanee attive, malattie croniche gravi o pacemaker, possono essere escluse dal trattamento. Pertanto, prima del trattamento è essenziale un'anamnesi e un consulto medico approfondito.

Anche la qualifica e l'esperienza dell'operatore sono aspetti fondamentali della gestione del rischio. Il personale qualificato che conosce le impostazioni specifiche del dispositivo e gli effetti fisiologici degli ultrasuoni può ridurre significativamente il rischio di effetti collaterali. Adattando i parametri di trattamento al tipo di pelle del paziente e all'obiettivo del trattamento, è possibile ottenere risultati ottimali e sicuri.

L'uso di dispositivi a ultrasuoni di alta qualità e ben mantenuti è fondamentale. I dispositivi moderni offrono caratteristiche di sicurezza che riducono al minimo il rischio di surriscaldamento e di danni ai tessuti. Tali dispositivi garantiscono un trattamento preciso e controllato, efficace e sicuro.

Dopo il trattamento, è possibile che si verifichino lievi arrossamenti, gonfiori o una sensazione di calore nell'area di trattamento. Questi sintomi sono generalmente lievi e temporanei. Ai pazienti viene spesso consigliato di mantenere fresca l'area trattata e di evitare la luce solare diretta per ridurre l'infiammazione e favorire il processo di guarigione.

Un'adeguata cura della pelle dopo il trattamento è importante anche per massimizzare i risultati. Questo può includere l'uso di creme idratanti, creme solari e altri prodotti per la cura della pelle. Per i trattamenti mirati alla riduzione del grasso, una dieta sana e un regolare esercizio fisico possono contribuire a mantenere e migliorare i risultati. È importante capire che i trattamenti a ultrasuoni non sostituiscono uno stile di vita sano.

Visite di controllo regolari con il medico sono importanti per monitorare il processo di guarigione e valutare se sono necessarie ulteriori sedute di trattamento.

In sintesi, la terapia a ultrasuoni in medicina estetica richiede una considerazione completa della gestione dei rischi e delle cure successive. Un'accurata selezione dei pazienti, specialisti qualificati, l'uso di apparecchiature di alta qualità e un'attenta assistenza post-operatoria possono garantire la sicurezza del paziente e ottenere risultati ottimali.

Capitolo 8: Terapie di combinazione

Combinazione di diverse tecniche

La combinazione di diverse tecniche mininvasive in medicina estetica è un approccio avanzato che mira a massimizzare i benefici di diversi trattamenti e a ottenere risultati estetici completi. Questa strategia consente a professionisti esperti di creare piani di trattamento personalizzati in base alle esigenze e agli obiettivi specifici di ciascun paziente.

Questo trattamento combinato può includere varie tecnologie, come la terapia laser, i trattamenti a radiofrequenza, la lipolisi a ultrasuoni, la lipolisi per iniezione e altre procedure non invasive. Combinando queste tecniche, i medici possono migliorare il rassodamento della pelle, ridurre l'aspetto della cellulite, minimizzare i depositi di grasso e migliorare la qualità generale della pelle.

Quando si combinano queste procedure, è importante comprendere gli specifici meccanismi d'azione e le aree di destinazione di ciascuna tecnica. Per esempio, la terapia laser può essere efficace per il resurfacing cutaneo e il trattamento dei disturbi della pigmentazione, mentre l'energia a radiofrequenza penetra in profondità nella pelle per promuovere la produzione di collagene e il rassodamento cutaneo. La lipolisi a ultrasuoni può essere utilizzata per ridurre il grasso in aree specifiche, mentre la lipolisi per iniezione funziona bene per depositi di grasso più piccoli e localizzati.

La combinazione di queste tecniche permette di affrontare contemporaneamente diversi problemi estetici. Ad esempio, un paziente che desidera ridurre sia la lassità cutanea che i depositi di grasso localizzati può trarre beneficio da un trattamento che comprende sia la radiofrequenza che la lipolisi a ultrasuoni.

Una delle sfide della combinazione di diverse tecniche consiste nel pianificare le fasi del trattamento e nell'armonizzare le diverse procedure. I trattamenti devono essere attentamente pianificati per garantire la sicurezza e massimizzare l'efficacia di ciascun metodo. In alcuni casi, può essere opportuno eseguire i trattamenti in più sedute per proteggere la pelle e favorire la guarigione.

Anche la cura successiva gioca un ruolo importante, soprattutto quando si combinano tecniche diverse. I pazienti possono avere bisogno di istruzioni specifiche sulla cura della pelle e sulla gestione degli effetti collaterali che possono derivare dai trattamenti combinati.

La combinazione di diverse tecniche mininvasive richiede un elevato livello di competenza ed esperienza. I medici che eseguono questi trattamenti combinati devono essere completamente addestrati in ciascuna tecnica e avere una profonda comprensione delle interazioni e dell'interazione tra le diverse metodiche.

Nel complesso, la combinazione di diverse tecniche minimamente invasive in medicina estetica offre ampie possibilità di raggiungere gli obiettivi estetici dei pazienti. Personalizzando la combinazione dei trattamenti, i medici possono migliorare i risultati, ridurre i tempi di recupero e aumentare la soddisfazione dei pazienti.

Integrazione di metodi non invasivi

L'integrazione di metodi non invasivi nella medicina estetica è emersa come una strategia sempre più popolare per affrontare vari problemi estetici con rischi e tempi di inattività minimi. Questi metodi, che vanno dai trattamenti laser alla radiofrequenza, dalla terapia a ultrasuoni ai trattamenti iniettabili, offrono soluzioni complete per il ringiovanimento della pelle, la riduzione del grasso e il modellamento del corpo senza dover ricorrere a procedure chirurgiche.

L'integrazione di queste tecniche consente ai medici di creare piani di trattamento personalizzati in base alle esigenze e agli obiettivi specifici di ciascun paziente. Ad esempio, un paziente che desidera rassodare la pelle e ridurre il grasso può beneficiare di una combinazione di terapia a radiofrequenza per il rassodamento della pelle e di riduzione del grasso a ultrasuoni. Questo approccio personalizzato consente non solo di trattare aree problematiche specifiche, ma anche di migliorare l'aspetto generale in modo armonioso.

Uno dei principali vantaggi dei metodi non invasivi è la riduzione al minimo dei rischi e degli effetti collaterali spesso associati alle procedure chirurgiche. Queste tecniche di solito non richiedono l'anestesia generale, causano meno dolore e complicazioni e consentono ai pazienti di tornare più rapidamente alle loro attività quotidiane. Inoltre, le procedure non invasive offrono un controllo più preciso sui risultati del trattamento, consentendo un'elevata precisione e personalizzazione.

Tuttavia, l'integrazione di questi metodi richiede una profonda comprensione del funzionamento di ciascuna tecnica e delle migliori pratiche per la sua applicazione. È necessario considerare attentamente la selezione della tecnologia appropriata, l'impostazione dell'apparecchiatura e la pianificazione delle fasi del trattamento per ottenere i migliori risultati e garantire la sicurezza del paziente. La pianificazione del trattamento deve tenere conto delle caratteristiche individuali del paziente, come il tipo di pelle, l'età, lo stato di salute e gli obiettivi estetici.

Un altro aspetto importante dell'integrazione di metodi non invasivi è la cura post-trattamento. I pazienti devono essere istruiti sulla cura post-trattamento per massimizzare i risultati e ridurre al minimo gli effetti collaterali. Questo può includere l'uso di prodotti specializzati per la cura della pelle, evitando l'esposizione al sole e mantenendo uno stile di vita sano.

Nel complesso, l'integrazione di metodi non invasivi nella medicina estetica offre un'alternativa completa, personalizzata e a basso rischio alle procedure chirurgiche. Con un'applicazione e una cura adeguata, queste tecniche possono essere efficaci per migliorare l'aspetto e aumentare la fiducia del paziente.

Il ruolo dell'alimentazione e del fitness

Il ruolo dell'alimentazione e della forma fisica nelle procedure di medicina estetica minimamente invasive è fondamentale. Sebbene tali procedure possano contribuire a migliorare l'aspetto, un approccio olistico che includa l'alimentazione e il fitness è essenziale per ottenere i migliori risultati a lungo termine.

L'alimentazione e la forma fisica giocano un ruolo fondamentale nel mantenimento dei risultati di procedure minimamente invasive come la riduzione del grasso o il restringimento della pelle. Una dieta sana ed equilibrata può aiutare a stabilizzare il peso e a prevenire l'accumulo di nuovi depositi di grasso dopo interventi come la lipolisi laser o la riduzione del grasso con ultrasuoni. Una dieta corretta non solo fornisce i nutrienti necessari per la rigenerazione e la guarigione della pelle, ma promuove anche il benessere generale e una composizione corporea sana.

Allo stesso tempo, un'attività fisica regolare è essenziale per sostenere e rafforzare i miglioramenti ottenuti con le procedure minimamente invasive. Gli esercizi di fitness aiutano a tonificare il corpo, a rafforzare i muscoli e a migliorare la forma generale del corpo. Inoltre, l'esercizio fisico regolare contribuisce a migliorare la circolazione, importante per la funzionalità e l'aspetto della pelle. L'attività fisica può anche ridurre il rischio di effetti collaterali post-chirurgici, favorendo la circolazione sanguigna, aiutando ad accelerare la guarigione e riducendo il gonfiore.

Un altro aspetto importante è l'impatto psicologico che una dieta sana e un regolare esercizio fisico possono avere sui pazienti. Questi fattori dello stile di vita non solo contribuiscono a migliorare l'aspetto fisico, ma possono anche aumentare la fiducia in se stessi e il benessere generale. Questo aspetto è particolarmente importante in quanto le procedure estetiche spesso mirano a migliorare l'immagine di sé e la qualità della vita dei pazienti.

Tuttavia, va notato che la dieta e il fitness da soli non sono generalmente sufficienti per raggiungere determinati obiettivi estetici che possono essere raggiunti con procedure minimamente invasive. Piuttosto, devono essere visti come un complemento a queste procedure, aiutando a mantenere e ottimizzare i risultati.

In generale, l'integrazione di alimentazione e fitness nel piano di trattamento è essenziale per i pazienti che prendono in considerazione procedure minimamente invasive. Un approccio olistico che incorpori questi aspetti non solo promuove l'efficacia delle procedure estetiche, ma contribuisce anche a un miglioramento sostenibile dello stile di vita e del benessere generale.

Capitolo 9: Etica, leggi e linee guida

Considerazioni etiche nella medicina estetica

La medicina estetica, che mira a migliorare l'aspetto, si trova spesso all'interfaccia tra l'assistenza sanitaria e i desideri individuali di cambiamento fisico. Ciò dà origine a specifiche questioni etiche che devono essere attentamente considerate.

In primo luogo, il consenso informato è un pilastro etico centrale. I pazienti devono essere pienamente informati sulla natura della procedura proposta, sui suoi rischi, sugli effetti collaterali e sui risultati attesi. Ciò include anche informazioni sulle possibili alternative e sugli effetti a lungo termine della procedura. La decisione di sottoporsi a un trattamento estetico deve sempre essere presa volontariamente e sulla base di tutte le informazioni pertinenti.

Un altro aspetto importante è quello delle **aspettative realistiche**. È responsabilità dell'operatore stabilire aspettative realistiche riguardo ai risultati ed evitare obiettivi esagerati o irraggiungibili. Ciò include la comprensione delle motivazioni del paziente per l'intervento e la considerazione del potenziale impatto psicologico.

La **sicurezza del paziente** è sempre al centro dell'attenzione. Le procedure estetiche devono essere eseguite secondo i più alti standard medici. Ciò significa che i trattamenti devono essere eseguiti solo da professionisti qualificati che utilizzano tecniche e attrezzature adeguate. È fondamentale dare priorità al benessere del paziente rispetto agli interessi commerciali.

Un'altra questione importante è l'**autonomia del paziente**. Le decisioni estetiche sono spesso profondamente personali e i desideri e i valori del paziente devono essere rispettati. Allo stesso tempo, i medici devono usare il loro giudizio professionale per evitare procedure troppo rischiose o non necessarie.

Anche la **privacy e la riservatezza** sono di grande importanza. Le informazioni del paziente e i dettagli del trattamento devono essere trattati con riservatezza. Ciò è particolarmente importante in un settore che spesso coinvolge informazioni personali e sensibili.

In medicina estetica è importante considerare anche le **implicazioni sociali e culturali** degli ideali di bellezza e dell'immagine corporea. I medici devono essere consapevoli del potenziale impatto del loro lavoro sulla percezione degli standard di bellezza e sull'autostima.

In sintesi, la pratica della medicina estetica richiede un elevato livello di consapevolezza e responsabilità etica. La salvaguardia della sicurezza del paziente, il consenso informato, le aspettative realistiche, l'autonomia del paziente, la privacy e la riservatezza sono fondamentali per mantenere la fiducia del paziente e agire in modo etico.

Quadro giuridico e standard

Anche in medicina estetica esistono condizioni e standard giuridici. Sono importanti per garantire la sicurezza dei pazienti e assicurare un elevato livello di qualità dei trattamenti. Queste norme, che variano da Paese a Paese, si basano su alcuni principi fondamentali che sono in gran parte universali.

Un aspetto fondamentale di queste norme è il requisito che solo i **professionisti qualificati** possono eseguire queste procedure. Di solito si tratta di medici, dermatologi o chirurghi plastici specializzati e, in alcuni casi, di professionisti formati sotto controllo medico. I requisiti specifici di formazione e certificazione variano da regione a regione, ma garantiscono che le persone che eseguono le procedure abbiano le competenze e l'esperienza necessarie.

Anche i **dispositivi e i prodotti** utilizzati, come laser, filler o tossina botulinica, devono essere autorizzati dalle autorità sanitarie competenti. Queste autorizzazioni si basano su test clinici completi che garantiscono la sicurezza e l'efficacia dei prodotti e dei dispositivi.

La sicurezza e l'informazione del paziente sono altri pilastri importanti. Le leggi e i regolamenti sottolineano la necessità di fornire ai pazienti informazioni complete sui rischi, sui potenziali effetti collaterali e sui risultati attesi. Ciò include anche l'informazione dei pazienti sulle opzioni terapeutiche alternative.

Anche la **protezione dei dati e la riservatezza svolgono un** ruolo importante. Le informazioni personali e mediche dei pazienti devono essere trattate in conformità con le severe norme sulla protezione dei dati.

I protocolli di trattamento standardizzati sono necessari per garantire la coerenza e la sicurezza del trattamento. Le misure di post-trattamento appropriate fanno parte di questi protocolli per promuovere la guarigione e ridurre al minimo le complicazioni.

In molti Paesi, i fornitori di procedure minimamente invasive sono tenuti a sottoscrivere un'**assicurazione di responsabilità professionale per** tutelare se stessi e i pazienti in caso di complicazioni o di trattamenti errati.

L'istruzione e la formazione continua dei professionisti del settore medico sono essenziali per tenersi al passo con le tecniche, le ricerche e gli standard di sicurezza più recenti. Questa formazione continua assicura che i professionisti rimangano all'avanguardia nella pratica medica.

La conformità a questi quadri e standard legali è essenziale per garantire un alto livello di professionalità e responsabilità etica nella medicina estetica. Essi contribuiscono ad aumentare la fiducia dei pazienti nei confronti di questi servizi e garantiscono che le procedure minimamente invasive siano eseguite in modo sicuro ed efficace.

Linee guida per gli operatori

Per gli operatori di medicina estetica specializzati in procedure minimamente invasive, è essenziale attenersi a determinate linee guida e buone pratiche che garantiscono la sicurezza del paziente e la qualità delle cure. Le qualifiche adeguate e la formazione continua sono essenziali per garantire che gli operatori abbiano le conoscenze e le competenze necessarie per eseguire le procedure in modo sicuro ed efficace.

L'educazione del paziente svolge un ruolo centrale nel processo di trattamento. I medici devono assicurarsi che i loro pazienti siano pienamente informati sui rischi, i benefici e i possibili esiti della procedura, in modo che possano prendere una decisione consapevole. Ottenere un consenso informato scritto è un passo importante per mantenere gli standard etici dello studio.

Anche il comportamento etico è di grande importanza. Gli operatori devono concentrarsi sulla definizione di aspettative realistiche e fornire il trattamento solo quando è nell'interesse del paziente. Occorre evitare speranze irrealistiche o interventi non necessari.

La sicurezza del paziente deve essere sempre al primo posto. Ciò significa utilizzare attrezzature e prodotti approvati e sicuri, attenersi a procedure sterili e seguire tutti i protocolli di sicurezza. Una documentazione accurata dei trattamenti e delle risposte dei pazienti è essenziale per garantire trattamenti e follow-up di alta qualità.

I piani di trattamento personalizzati, adattati alle esigenze e agli obiettivi specifici di ciascun paziente, sono fondamentali per ottenere risultati ottimali. Gli approcci standardizzati devono essere evitati perché non tengono conto delle differenze individuali tra i pazienti.

Un'attenta assistenza post-operatoria e regolari visite di controllo sono importanti per monitorare il processo di guarigione e per riconoscere e trattare tempestivamente eventuali complicazioni. Gli operatori devono anche essere preparati a reagire efficacemente alle complicazioni e a prendere le misure appropriate.

La formazione continua su nuove tecniche, approcci terapeutici e sviluppi rilevanti per il settore è essenziale per gli operatori per affinare le proprie competenze e rimanere all'avanguardia nella pratica.

Seguendo questi approcci e linee guida integrate, i professionisti della medicina estetica possono mantenere un elevato livello di professionalità e garantire la fiducia e la sicurezza dei loro pazienti.

Diritti e informazioni del paziente

In medicina estetica, il rispetto dei diritti del paziente e un'informazione completa sono di fondamentale importanza. I pazienti hanno il diritto di essere informati in modo esauriente su tutti gli aspetti di un trattamento pianificato, compresi i potenziali rischi, gli effetti collaterali e i risultati attesi. Questa conoscenza è fondamentale per consentire ai pazienti di prendere decisioni consapevoli sul loro trattamento.

Il **consulto** deve includere tutte le informazioni rilevanti sulla procedura, come il tipo di procedura, cosa aspettarsi durante e dopo il trattamento, i possibili rischi e complicazioni e i metodi di trattamento alternativi. Altrettanto importante è la discussione delle aspettative del paziente e dei risultati realistici che si possono ottenere con il trattamento.

I pazienti hanno anche il diritto che le loro informazioni personali e mediche siano trattate in modo confidenziale. La **privacy e la riservatezza** sono aspetti fondamentali dei diritti dei pazienti e devono essere rispettati e protetti da tutti gli operatori sanitari. I pazienti hanno anche il diritto di rifiutare il consenso al trattamento o di ritirare il consenso già dato. Ciò deve essere possibile senza alcuna pressione o conseguenza negativa per il proseguimento delle cure mediche.

L'educazione del paziente non deve essere solo una sessione informativa una tantum prima del trattamento, ma un processo continuo che include anche la cura successiva e gli eventuali trattamenti di follow-up. I pazienti devono essere incoraggiati a porre domande e a sollevare dubbi, sia prima che dopo la procedura.

In generale, è responsabilità dell'operatore creare un'atmosfera di fiducia e apertura e garantire che i pazienti siano ben informati su tutti gli aspetti del loro trattamento e coinvolti nel processo decisionale. Il rispetto dei diritti dei pazienti e la fornitura di informazioni esaurienti sono essenziali per mantenere gli standard etici e professionali della medicina estetica.

Costi di trattamento

I costi dei trattamenti di riduzione del grasso minimamente invasivi sono solitamente a carico dei pazienti stessi. Questo tipo di procedura rientra di solito nella categoria della medicina estetica o cosmetica, che in genere non è coperta dalle assicurazioni sanitarie pubbliche o private in quanto non è considerata necessaria dal punto di vista medico.

Tuttavia, esistono alcuni casi eccezionali in cui l'assicurazione sanitaria può coprire i costi. Questo può avvenire se il trattamento è necessario per ragioni mediche, ad esempio per problemi di salute causati dall'eccesso di grasso. In questi casi, tuttavia, spesso devono essere soddisfatte condizioni specifiche ed è necessario che un medico confermi la necessità medica del trattamento.

I pazienti interessati a un trattamento di riduzione del grasso minimamente invasivo devono contattare direttamente la propria assicurazione sanitaria per sapere se i costi possono essere coperti nel loro caso specifico. Nella maggior parte dei casi, tuttavia, devono aspettarsi di sostenere i costi da soli. È inoltre consigliabile ottenere un preventivo dettagliato dai centri di cura prima di iniziare il trattamento, per avere un'idea chiara dei costi da sostenere.

Autotrattamento

Le procedure mininvasive in medicina estetica, in particolare quelle finalizzate alla riduzione del grasso, non dovrebbero mai essere eseguite senza la supervisione e la guida di un medico qualificato o di un professionista sanitario adeguatamente formato. Queste procedure richiedono conoscenze, competenze ed esperienze specialistiche, sia in termini di applicazione della tecnica che di gestione dei possibili rischi ed effetti collaterali.

L'esecuzione di tali trattamenti senza supervisione medica comporta rischi significativi, tra cui infezioni, risultati non corretti, cicatrici e altre gravi complicazioni. Inoltre, in molti Paesi l'esecuzione di procedure mediche per conto proprio senza una licenza è contraria alla legge.

I pazienti che prendono in considerazione la riduzione minimamente invasiva del grasso o altre procedure estetiche devono sempre consultare medici qualificati in grado di effettuare una valutazione professionale, di eseguire il trattamento in modo sicuro e di fornire un'adeguata assistenza post-operatoria. È importante prendere la decisione di sottoporsi a tali procedure con attenzione e farle eseguire in un ambiente medico professionale per ridurre al minimo i rischi per la salute e ottenere i migliori risultati possibili.

Inoltre, i farmaci utilizzati nei trattamenti di riduzione del grasso minimamente invasivi richiedono solitamente una prescrizione medica. Questo vale in particolare per i farmaci utilizzati per la lipolisi iniettiva, come le soluzioni iniettabili contenenti fosfatidilcolina e acido desossicolico. Tali preparati possono essere prescritti e utilizzati solo da medici qualificati. Una delle poche eccezioni è rappresentata dal farmaco orlistat (Alli), che è disponibile in farmacia ma non richiede la prescrizione medica.

L'obbligo di prescrizione per questi farmaci serve a garantire la sicurezza del paziente. Garantisce che i farmaci siano utilizzati solo sotto controllo medico e dopo un'accurata valutazione dell'idoneità del paziente al trattamento. Garantisce inoltre che il trattamento sia effettuato da professionisti sanitari in grado di dosare e somministrare correttamente i farmaci e di gestire i possibili effetti collaterali.

È importante che i pazienti che intendono sottoporsi a un trattamento di riduzione del grasso minimamente invasivo si rivolgano a medici qualificati e autorizzati. L'automedicazione o l'acquisto di farmaci su prescrizione senza la supervisione di un medico possono comportare seri rischi per la salute e devono essere sempre evitati.

Capitolo 10: Prospettive future

Ricerca attuale e sviluppi futuri

La ricerca attuale e gli sviluppi futuri nel campo delle procedure minimamente invasive in medicina estetica sono dinamici e promettono innovazione e miglioramento continui. L'attenzione è rivolta allo sviluppo di nuove tecniche e dispositivi che offrano opzioni di trattamento più sicure, più efficaci e più semplici per il paziente.

Un'area chiave della ricerca è il miglioramento delle tecnologie esistenti, come il laser, la radiofrequenza, gli ultrasuoni e i trattamenti iniettabili. I ricercatori stanno lavorando per rendere queste tecniche ancora più precise e mirate, al fine di migliorare i risultati e ridurre al minimo gli effetti collaterali. Ad esempio, per quanto riguarda la terapia laser, si stanno sviluppando dispositivi avanzati che offrono lunghezze d'onda specifiche per diversi tipi di pelle e condizioni.

Un altro importante campo di ricerca è lo sviluppo di terapie combinate. Combinando diverse tecnologie in un unico piano di trattamento, si possono sfruttare le sinergie per ottenere risultati più completi e duraturi. Per esempio, combinando i trattamenti laser con la terapia a radiofrequenza si può ottenere un rafforzamento e un miglioramento della texture della pelle più efficace.

La ricerca si concentra anche sullo sviluppo di nuovi materiali e prodotti per i trattamenti iniettabili. Ciò include la creazione di filler più duraturi e sicuri e di prodotti a base di tossina botulinica che offrono risultati più naturali. Inoltre, si sta lavorando per sviluppare prodotti che trattino in modo più efficace problemi specifici come la lassità cutanea e la perdita di volume.

L'integrazione dell'intelligenza artificiale e della tecnologia di imaging avanzata è un altro progresso entusiasmante. Queste tecnologie possono aiutare i medici a personalizzare i piani di trattamento e a prevedere gli esiti, portando a trattamenti più precisi e a pazienti più felici.

In futuro, potremmo anche assistere a una maggiore enfasi sugli approcci preventivi in medicina estetica. Ciò significa utilizzare tecniche minimamente invasive non solo per correggere ma anche per prevenire i segni dell'invecchiamento e altri problemi della pelle.

Nel complesso, le prospettive di ricerca e sviluppo nel campo della chirurgia mini-invasiva sono promettenti. Con il progredire della tecnologia e della medicina, possiamo aspettarci che i trattamenti diventino ancora più sicuri, efficaci e personalizzati in base alle esigenze di ciascun paziente. Questi progressi non solo miglioreranno i risultati dei trattamenti, ma rivoluzioneranno anche l'esperienza complessiva del paziente nella medicina estetica.

Tecnologie innovative e nuovi approcci

In medicina estetica stanno emergendo tecnologie innovative e nuovi approcci che mirano a rendere i trattamenti più efficaci, più sicuri e più facili per il paziente. Questi sviluppi rappresentano progressi scientifici e tecnologici e offrono nuove opportunità per raggiungere gli obiettivi estetici.

Uno dei progressi più significativi è l'ulteriore sviluppo della **terapia laser e della luce**. I moderni dispositivi laser sono in grado di utilizzare lunghezze d'onda più specifiche, consentendo un trattamento più mirato. Questo non solo migliora l'efficacia nel trattamento di vari problemi cutanei, ma riduce anche il rischio di effetti collaterali. Anche le tecnologie IPL (Intense Pulsed Light) sono state perfezionate per trattare una gamma più ampia di problemi cutanei con tempi di inattività ridotti.

Anche le **tecnologie a radiofrequenza e a ultrasuoni** si stanno evolvendo. Queste tecniche, utilizzate per il rafforzamento della pelle e la riduzione del grasso, stanno diventando sempre più precise e possono raggiungere gli strati più profondi del tessuto senza danneggiare la pelle. L'introduzione dei dispositivi di radiofrequenza microneedling combina microneedles con energia a radiofrequenza per ottenere un ringiovanimento cutaneo più intenso.

Anche le **procedure iniettive stanno** subendo innovazioni. Lo sviluppo di nuove formulazioni di filler e tossina botulinica mira a ottenere risultati più naturali e a prolungare la durata dell'effetto. Si cerca inoltre di aumentare ulteriormente la sicurezza di questi prodotti e di ridurre il rischio di complicazioni.

Un'altra tendenza emergente è l'uso di **terapie combinate**, in cui diverse tecniche di trattamento vengono combinate per ottenere effetti sinergici. Ciò può includere, ad esempio, la combinazione della terapia laser con trattamenti topici o l'uso simultaneo di tecniche di radiofrequenza e ultrasuoni.

Anche l'**intelligenza artificiale e l'apprendimento automatico stanno** diventando sempre più importanti. Queste tecnologie possono aiutare ad analizzare le immagini della pelle, a prevedere i risultati del trattamento e a personalizzare i piani di trattamento. L'integrazione dell'intelligenza artificiale negli strumenti diagnostici e nei dispositivi di trattamento è destinata a svolgere un ruolo sempre più importante in futuro.

Infine, vi è un crescente interesse per gli approcci preventivi e i trattamenti olistici. Ciò include tecniche volte non solo a trattare i problemi estetici esistenti, ma anche a ritardare il processo di invecchiamento e a promuovere uno stato di salute della pelle.

Queste tecnologie e approcci innovativi continuano a spingere i confini di ciò che è possibile fare in medicina estetica, offrendo ai pazienti più opzioni e risultati migliori. Con l'aumento della ricerca e dello sviluppo, possiamo aspettarci che queste tendenze continuino a guadagnare slancio e a plasmare il panorama dei trattamenti estetici.

Conclusione

Questa guida ha fornito una panoramica completa dei vari metodi minimamente invasivi di riduzione del grasso in medicina estetica, dalla lipolisi iniettiva e dalla criolipolisi alle procedure laser e alla terapia a radiofrequenza. Ha chiarito che, sebbene questi metodi siano alternative efficaci alle procedure chirurgiche tradizionali come la liposuzione, richiedono comunque un'attenta considerazione e un'esecuzione professionale.

La sicurezza e l'efficacia di queste procedure dipendono in larga misura dalla qualifica dell'operatore, dalla qualità dell'attrezzatura utilizzata e dall'idoneità individuale del paziente. Ogni tecnica presenta vantaggi, limiti e rischi potenziali che devono essere attentamente considerati prima di decidere a favore di una procedura.

Questo libro ha inoltre evidenziato l'importanza di un'educazione completa del paziente e di un'assistenza post-operatoria per ottenere i migliori risultati possibili e ridurre al minimo le potenziali complicazioni. Ha sottolineato che queste procedure minimamente invasive sono più efficaci se utilizzate nell'ambito di un approccio olistico al rimodellamento del corpo e tenendo conto di uno stile di vita sano.

In conclusione, si spera che il libro costituisca una risorsa preziosa per tutti coloro che sono interessati agli ultimi sviluppi e alle tecniche nel mondo della riduzione minimamente invasiva del grasso, siano essi medici professionisti, pazienti o semplici interessati.

Il rapporto suggerisce che, con un'applicazione adeguata e l'attenzione a tutti gli aspetti di sicurezza, i metodi di riduzione del grasso minimamente invasivi possono fornire opzioni efficaci e sicure per migliorare il contorno del corpo e l'autostima.